Laboratoire des travaux pratiques de physiologie
de la Faculté de Médecine de Paris.

rouge

DE LA

MÉTHODE GRAPHIQUE

APPLIQUÉE A L'ÉTUDE

DU

TRAUMATISME CÉRÉBRAL

PAR

LE Dr JULES BRAQUEHAYE

Interne des hôpitaux de Paris (Pitié 1891, Charité 1892, Hôtel-Dieu 1893, Trousseau 1894).
Ex-interne des hôpitaux de Bordeaux 1888-1889,
Concours des prix de la Faculté de Bordeaux. Mention 1884,
Membre et lauréat (1889) de la Société d'anatomie et de physiologie de Bordeaux.

PARIS
ASSELIN ET HOUZEAU
LIBRAIRES DE LA FACULTÉ DE MÉDECINE
Place de l'École de Médecine

1895

DE LA

MÉTHODE GRAPHIQUE

APPLIQUÉE A L'ÉTUDE

DU

TRAUMATISME CÉRÉBRAL

Laboratoire des travaux pratiques de physiologie de la Faculté de Médecine de Paris.

DE LA

MÉTHODE GRAPHIQUE

APPLIQUÉE A L'ÉTUDE

DU

TRAUMATISME CÉRÉBRAL

PAR

LE Dr JULES BRAQUEHAYE

Interne des hôpitaux de Paris (Pitié 1891, Charité 1892, Hôtel-Dieu 1893, Trousseau 1894),
Ex-interne des hôpitaux de Bordeaux 1888-1889,
Concours des prix de la Faculté de Bordeaux. Mention 1884,
Membre et lauréat (1889) de la Société d'anatomie et de physiologie de Bordeaux.

PARIS
ASSELIN ET HOUZEAU
LIBRAIRES DE LA FACULTÉ DE MÉDECINE
Place de l'École de Médecine

—

1895

Je dédie ma thèse à tous mes maîtres de la Faculté de médecine de Bordeaux et des hôpitaux de Paris. J'ai toujours trouvé près d'eux aide et bienveillance. Je leur dois toute ma reconnaissance. Il en est un surtout que je ne saurais oublier, c'est M. le professeur Demons.

Mon cher maître,

J'ai commencé bien jeune à contracter envers vous une dette de gratitude. Depuis, vous avez bien voulu me faire profiter de vos excellents conseils, comme stagiaire (1885), puis comme externe (1886) et enfin comme interne (1889), dans votre service. Plus tard, bien que je fusse éloigné de Bordeaux, vous avez guidé mes études, encouragé mes travaux ; aujourd'hui, vous me faites l'honneur de présider ma thèse. Je vous en suis profondément reconnaissant.

Mais je ne me considère pas comme libéré envers vous, cher maître, en vous dédiant ce travail inaugural ; ma dette n'est pas de celles qui s'acquittent.

Que nos éminents maîtres de Paris veuillent bien accepter cet hommage de notre dévouement pour tout ce qu'ils nous ont appris.

Au début de notre internat (1891), à la Pitié, notre regretté maître M. le professeur Le Fort nous a fait profiter de son enseignement paternel. Nous gardons pieusement son souvenir au fond de notre cœur.

M. le professeur Duplay, dont nous avons été l'interne à la Charité (1892), a été pour nous le maître bienveillant dont la science n'a d'égale que la bonté. Il nous a encouragé jusqu'à ce jour dans nos travaux, après nous avoir montré que la bonne clinique est la base de la bonne chirurgie.

A l'Hôtel-Dieu (1893) M. le professeur Panas non seulement nous a appris, avec sa grande autorité, l'ophtalmologie, mais encore, il nous a prodigué les plus judicieux conseils. Combien est grande sa sympathie pour ses élèves ! Combien est sûre la bienveillance qu'il leur accorde en retour de leur respectueux dévouement !

Actuellement, nous terminons nos études dans le service de M. le professeur Lannelongue. Nous sommes heureux de pouvoir nous dire l'élève d'un tel maître.

Il nous a permis de faire, à l'hôpital Trousseau, une excellente année de chirurgie pratique, sous la direction à la fois savante et amicale de M. le Dr Broca, chirurgien des hôpitaux. Qu'ils veuillent bien accepter l'un et l'autre l'hommage de notre vive gratitude. Nous nous rappellerons toujours les obligations que nous avons contractées envers eux, nous leur en donnons la sincère assurance.

Que ceux de nos maîtres qui nous ont habitué à les considérer comme des amis nous permettent de leur exprimer aussi notre vive reconnaissance : MM. Lejars et Delbet, professeurs agrégés et chirurgiens des hôpitaux, M. Sébileau, professeur agrégé et Rochard, chirurgien des hôpitaux. Ce n'est qu'un devoir que nous remplissons en joignant leurs noms à ceux de nos chefs vénérés. Qu'ils acceptent l'hommage que nous leur adressons du fond du cœur.

Laboratoire des travaux pratiques de physiologie de la Faculté de médecine de Paris.

DE LA

MÉTHODE GRAPHIQUE

APPLIQUÉE A L'ÉTUDE

DU

TRAUMATISME CÉRÉBRAL

INTRODUCTION

Le sujet que nous avons choisi pour notre thèse inaugurale est un des plus controversés. On a discuté longtemps, on a émis bien des théories pour expliquer comment se contusionnait le cerveau.

Nous laisserons de côté tout l'historique de la question. Dans un excellent travail paru cette année même dans la *Revue de Chirurgie*, Polis l'a fait d'une façon complète.

Cette thèse d'ailleurs n'est pas une revue générale, avec bibliographie et accumulation de faits épars dans la littérature médicale. C'est uniquement un travail d'expérimentation et de clinique. Aussi en avons-nous éloigné tout ce qui n'avait pas directement trait à notre sujet.

Démontrer, dans le traumatisme cérébral, quelle est la part qui revient au crâne, quelle est celle qui revient au cerveau, tel a été notre but.

Qu'il nous soit permis d'adresser ici nos vifs remerciements à M. le Dr J.-V. Laborde, membre de l'Académie de médecine et chef des travaux de physiologie de la Faculté de médecine de Paris. Non seulement il nous a ouvert toutes grandes les portes de son laboratoire, mais encore il a bien voulu nous aider à chaque instant de son expérience et suivre pas à pas les résultats de nos travaux.

Que MM. les docteurs Rondeau, chef du laboratoire, et Malbec, préparateur de physiologie de la Faculté de médecine de Paris, acceptent aussi le témoignage de notre gratitude pour l'aide qu'ils n'ont cessé de nous prêter depuis le début de nos expériences.

Ce travail comprendra trois parties.

Dans la première, nous envisagerons l'état actuel de la question, exposant tout au long la théorie généralement admise, en insistant particulièrement sur les points qui ne concordent pas avec nos résultats.

La deuxième comprendra l'exposé de nos expériences.

Enfin, dans la troisième, nous réunirons quelques faits cliniques mal expliqués jusqu'ici et corroborant les points que nous croyons avoir établi expérimentalement.

I

ETAT ACTUEL DE LA QUESTION

Quelle est la théorie admise aujourd'hui pour expliquer la contusion cérébrale ? Félizet (1) a depuis longtemps démontré que le crâne est élastique et que par suite, lorsqu'on le percute en un point, il se forme là un enfoncement conique (*cône de dépression*). Noircissant un crâne avec de l'encre d'imprimerie, il le laissait tomber sur une surface plane et il constatait que le choc donnait lieu à une circonférence de rayon d'autant plus grand que la chute se faisait de plus haut.

On connaît aussi la seconde expérience de Felizet. Après avoir huilé la face interne d'un crâne, il en remplissait la cavité de paraffine fondue. Dès que la masse était refroidie, il laissait tomber la boîte osseuse sur le sol. Il remarquait alors sur la paraffine, au point percuté, une dépression plus ou moins manifeste selon la hauteur de la chute.

Ces expériences sont incontestables et nos graphiques, comme nous le verrons plus loin, viennent les corroborer.

C'est cette déformation de la paroi osseuse qu'on nomme partout le cercle, ou mieux, le *cône de dépression*.

Que se passe-t-il du côté opposé ?

Voici ce qu'en dit Duret (2) dans sa thèse, qui a fait autorité jusqu'à ce jour.

---

(1) Félizet. Recherches anatomiques et expérimentales sur les fractures du crâne. Thèse Paris, 1873.

(2) Duret. Recherches expérimentales sur les traumatismes cérébraux. Thèse Paris, 1878.

Comme nos expériences et nos déductions contredisent celles de Duret, nous nous croyons forcé de le citer longuement.

« Lorsque la chute a lieu sur le côté du crâne, sur les régions pariéto-temporales, outre le *cercle de dépression* ou plutôt outre le *cône de dépression* qui se produit au point percuté, il se forme, à l'extrémité opposée de l'*axe de percussion*, un *cône de soulèvement* de la voûte crânienne. Or, dans ces conditions, un vide ne pouvant se produire dans la cavité crânienne, il y a afflux subit des liquides cérébraux, destiné à combler le vide créé par la cavité du *cône de soulèvement* (1). »

Nous ferons remarquer ici que mécaniquement ce cône de soulèvement ne saurait exister. Il est vrai qu'une pression normale exercée en un point de la surface d'un corps élastique plein et isotrope, c'est-à-dire ayant dans tous les sens la même constitution et la même contexture, se transmet d'une couche à celle qui la suit sous forme de pressions dirigées exactement à l'opposé de ce point et proportionnelle à la pression extérieure et inversement proportionnelle au carré de la distance de ce point (2). Mais le crâne étant creux et non isotrope, ces résultats ne peuvent lui être appliqués. Ajoutons enfin qu'il ne peut même pas être comparé à une sphère creuse et élastique, car ce n'est qu'un segment de sphéroïde dont la base épaisse, rigide, non élastique, représente la section. Duret lui-même reconnaît que cette partie de la boîte osseuse n'est pas dépressible.

« Si le traumatisme, dit-il, chute ou coup, a lieu sur la région frontale, sur le sommet de la tête, au *cône de dépression* du point percuté ne saurait répondre un *cône de soulèvement :* car la base du crâne, soutenue par la colonne rachidienne, ne peut fléchir...

Le liquide chassé des ventricules par le cône comprimant traversera l'aqueduc de Sylvius, fera irruption dans le ventricule bulbaire qui, par sa disposition anatomique, figure un *cône de soulèvement* tout préparé. »

---

(1) Il ne faut pas prendre ces expressions dans le sens rigoureux, mathématique du mot. Les formes des dépressions ou des soulèvements sont souvent celles de sphéroïdes, d'ellipsoïdes, etc. Au point de vue clinique, le résultat est le même. (Note de Duret.)

(2) CLEBSCH. Théorie de l'élasticité des corps solides. Traduction de Barré de Saint-Venant.

Le soulèvement crânien étant admis, Duret explique de la façon suivante la contusion cérébrale :

« Ces lésions peuvent occuper le point percuté ou l'extrémité opposée de l'axe de percussion, c'est-à-dire correspondent au *cône de dépression* ou au *cône de soulèvement...*

Si les os ne sont pas rompus, nous ne pensons pas que les lésions observées au niveau du foyer du choc soient dues à une action immédiate du *cône de dépression* sur la substance nerveuse. Elles nous paraissent plutôt être l'effet du redressement de la partie déprimée; elles sont semblables anatomiquement, à celles qu'on observe à l'extrémité opposée de l'axe de dépression.

Dans le second cas, lorsque les lésions correspondent au cône de soulèvement, elles ne sont pas, croyons-nous, le résultat du heurt de l'hémisphère opposé, qui, projeté par la force percutante, vient se contusionner contre la voûte du crâne. La résistance de la faux de la dure-mère, la densité différente des éléments contenus dans la cavité crânienne, liquides et substance nerveuse (ils sont mus en raison inverse de leur masse et de leur densité, et le liquide précédant l'hémisphère, l'empêche de venir au contact de la voûte crânienne) (1), et une foule d'autres conditions anatomiques et physiques, s'opposent à ce que tel soit le mécanisme de ces lésions. Il ne faut pas oublier que le crâne est un espace fermé et exactement rempli, et que les corps contenus ne sauraient s'y mouvoir, que si une place leur est créée par l'élasticité des parois.....

Les lésions, observées à l'extrémité de l'axe de percussion opposée au foyer du choc, sont le résultat de l'action du *cône de soulèvement.* Il crée brusquement un vide, et les liquides aqueux et sanguins affluent aussitôt pour le combler ; il en résulte des ruptures vasculaires et des phlyctènes sanguines *sous la pie-mère...*

Les phlyctènes surviennent surtout, lorsque l'action du *cône de*

---

(1) On pourrait nous objecter que le liquide peut ensuite fuir devant l'hémisphère. Ceci est impossible, parce qu'il suffit à combler l'espace créé par la déformation du crâne, et qu'il y est maintenu par l'attraction exercée par le vide produit au moment du soulèvement du cône. Si assez de liquide n'a pu être attiré dans la cavité du cône, pour des conditions anatomiques et physiques, que nous ne voulons pas rechercher, c'est l'hémisphère qui subit alors l'attraction et se déchire : ce n'est plus là un effet de la projection. (Note de Duret.)

soulèvement a été très énergique : il fait l'office d'une ventouse appliquée à la surface de l'hémisphère. »

Quant aux lésions de la base, Duret les croit dues uniquement à l'excès de pression du liquide céphalo-rachidien.

« Les lésions de la base des hémisphères, dit-il, sont très fréquentes et très prononcées, parce que là se trouvent les confluents sylviens les lacs aqueux qui, dans les chocs sur le sommet du crâne, supportent tout l'effort. En effet, dans un coup sur la partie la plus convexe sur la tête, toute la voûte s'affaisse et constitue le *cône de dépression* (1). A l'extrémité opposée de l'*axe de percussion*, il ne saurait y avoir de *cône de soulèvement*, à cause de la résistance absolue de la base du crâne. Tout le liquide rachidien chassé de la convexité afflue vers les *lacs* de la base du cerveau et produit une brusque *inondation* des *territoires* environnants. »

Cette théorie qu'indique Duret est assurément ingénieuse et séduisante. Mais elle ne concorde pas avec nos résultats. Il est, d'ailleurs, bien peu probable que les lésions cérébrales soient dues à des causes contraires. Pourquoi celles qui siègent à la périphérie du cerveau — tant au niveau du cône de dépression qu'au niveau du cône de soulèvement – sont-elles produites par une pression négative, tandis que celles de la base le seraient par un excès de pression ?

Il existe encore toute une série de faits dont s'occupe Duret Ce sont les lésions qu'on observe fréquemment dans les cavités ventriculaires et surtout sur le plancher du quatrième ventricule, dans les traumatismes cérébraux.

Voici l'explication qu'il en donne :

« Un fait général doit d'abord être mis *en saillie ;* quel que soit le lieu du choc sur le *crâne*, un *flot de percussion* est produit dans les cavités ventriculaires. En effet, la pression exercée sur un point quelconque du crâne se trouve répartie sur toute la surface des

---

(1) Cet affaissement est surtout prononcé, quand le corps percutant à de larges dimensions. (Note de Duret.)

hémisphères : ceux-ci, comprimés de dehors en dedans, s'affaissent sur les cavités centrales et en font sortir le liquide plus ou moins brusquement. Toutefois, le *flot* ventriculaire produit par la percussion sera beaucoup plus puissant dans les chocs sur la partie antérieure et médiane de la voûte. Dans ces conditions, (déjà nous l'avons fait observer), il se forme un cône de dépression très volumineux, *surtout si le corps contondant a une large surface;* les cavités ventriculaires sont brusquement effacées et le flot de liquide s'engage avec d'autant plus de violence qu'un *cône de soulèvement* est impossible. Il traverse l'aqueduc sylvien et vient s'engouffrer dans l'entonnoir que lui présente le 4e ventricule. Il en sort par l'ouverture de Magendie, la déchire, si elle n'est pas assez large, et fait irruption dans le *lac cérébelleux postérieur* et de là sous la pie-mère rachidienne (1).

Il faut le reconnaître, dans le traumatisme crânien, ces différences de pression, causées par le liquide céphalo-rachidien, existent. Mais elles ne sauraient expliquer à elles seules les contusions graves du cerveau, lorsque la matière nerveuse est absolument réduite en bouillie, dans une épaisseur et une étendue notable.

Si Duret a fait jouer un rôle si important au liquide céphalo-rachidien, dans lequel baigne la matière cérébrale, c'est que la plupart des expériences sur lesquelles il s'appuie, ne réalisent pas d'une façon absolue les conditions ordinaires de la clinique.

« Dans un certain nombre de nos expériences, dit-il, pour ne pas compliquer l'expérimentation, au lieu de produire une pression sur les parties contenues dans le crâne par un choc sur sa voûte, nous avons fait des injections brusques d'un liquide coagulable entre les os et l'hémisphère, et étudié les effets produits au moment du choc.

Dans ces circonstances, au *cône de dépression*, saillant à l'intérieur du crâne, nous avons substitué une masse solide ou liquide brusque-

(1) Bien des fois, dans nos expériences d'injections brusques de liquides coagulables à la surface du cerveau, la membrane occipito-atloïdienne étant préalablement mise à nu, nous avons *vu et constaté* l'existence de ce flot du liquide rachidien. (Note de Duret.)

ment introduite, et, par la nature des choses, ayant nécessairement la même action mécanique sur le cerveau, au point de vue qui nous occupe. »

Il est évident que, dans ces conditions, le choc produit par une injection de liquide au contact du cerveau n'est pas comparable — même faite brusquement — au choc du crâne par un traumatisme violent, tel que la chute sur la tête depuis un lieu élevé.

Quoi qu'en dise Duret, il est certain qu'une telle compression agira plus lentement et aura surtout pour effet de vider plus ou moins brusquement les ventricules, véritables soupapes de sûreté de la pression intracérébrale. Dans le traumatisme clinique, il n'en est pas ainsi.

Aussi, dans nos expériences, avons-nous essayé de nous mettre dans les conditions du traumatisme et c'est le choc lui-même que nous avons réellement enregistré.

Avant d'entrer dans le cœur même de notre sujet, il nous faut mettre au point une seconde question.

Le cerveau est-il immobile dans la boîte crânienne? Jouit-il, au contraire, de mouvements?

Duret admet, nous l'avons vu, que l'encéphale ne saurait bouger.

Depuis, en 1884, cette question a été agitée à l'Académie de médecine, à propos d'une communication de M. Luys, sur la locomobilité du cerveau dans les diverses positions du corps. Cet auteur, d'après des expériences faites sur le cadavre, avait conclu que :

1° Le cerveau n'est pas immobile dans la boîte crânienne;

2° Quand le sujet passe du décubitus dorsal au décubitus ventral, le cerveau glisse d'arrière en avant;

3° Dans l'attitude verticale, il s'affaisse sur lui-même;

4° Dans le décubitus latéral, un des lobes pèse sur son congénère et la faux du cerveau prend une direction légèrement oblique;

5° Les déplacements du cerveau, sur le cadavre, sont de 6 à 7 millimètres. Il admet que, sur le vivant, le liquide céphalo-rachidien peut en modifier l'amplitude, mais sans l'annihiler.

Il y eut, à la suite de cette communication, une longue et vive discussion et des avis aussi nombreux que contradictoires furent émis.

Colin (d'Alfort), tout en admettant en principe le fait signalé par Luys, qu'il avait déjà observé sur des animaux vivants, prétendit que du moins cette locomobilité avait été exagérée. Elle est très peu prononcée surtout vers la base, où il y a des adhérences nombreuses (méninges, nerfs, vaisseaux, sinus). En outre, les mouvements sont amortis : 1° par les tractus arachnoïdiens ; 2° par le liquide céphalo-rachidien, plus mobile que le cerveau ; 3° par la congestion des sinus situés dans les régions déclives.

Or, dans l'expérience de Luys, il n'y avait plus de liquide céphalo-rachidien et les vaisseaux injectés de suif ou remplis de sang coagulé ne pouvaient pas être comparés à eux-mêmes sur le vivant.

Béclard, sans donner d'arguments bien probants, nia absolument la possibilité des mouvements du cerveau en dehors des mouvements d'expansion isochrones au pouls et à la respiration, bien étudiés dans la thèse de Salathé.

Le cerveau ne subit pas les effets de la pesanteur, pour Trélat. Le sang des sinus d'une part, le liquide céphalo-rachidien d'autre part, l'en préservent par leur accommodation précise et rapide.

« Si le mécanisme exposé par M. Luys était réel, la contusion l'attrition du cerveau seraient extrêmement fréquentes ; le crâne étant dûr, le cerveau mou, le choc certain, grâce au vide.

Or, ce phénomène est rare et, pour qu'il se produise, il faut l'emploi de forces considérables qui déjouent l'effet des conditions normales. Dans les précipitations sur la tête sans fracture du crâne ou avec fracture, mais sans ouverture de la boîte osseuse, on observe des attritions de la substance cérébrale au point du choc et quelquefois au point opposé.

C'est dans ces conditions essentiellement anormales et extraphysiologiques que de véritables mouvements de déplacement se produisent. »

Nous insistons sur ces dernières lignes. Nos expériences, en effet, viennent à l'appui de cette idée de Trélat.

C'est ensuite le professeur Sappey qui vient combattre l'opinion émise par Luys. Le poids absolu moyen de l'encéphale est de 1.350 grammes. La densité est de 1.030; or, celle du liquide céphalo-rachidien varie de 1.010 à 1.020. Le poids physiologique du cerveau, c'est-à-dire, plongeant dans le liquide, sera donc de 35 à 40 grammes.

Si l'on maintient les conditions physiologiques, le cerveau ne quitte pas la base du crâne quelle que soit la position donnée à la tête. Mais, dès qu'on laisse s'écouler le liquide céphalo-rachidien, l'encéphale fuit sous l'œil, dès qu'on place le crâne la voûte en bas. Il obéit aux lois de la pesanteur et n'est plus maintenu par les adhérences de sa face inférieure. D'ailleurs, normalement le cerveau repose, d'après Sappey, sur la base du crâne. Aussi, y a-t-il sur divers points l'empreinte des circonvolutions inférieures. Le liquide plus léger est au contraire réparti vers la voûte et la surface osseuse est lisse à ce niveau.

Le cerveau ne pèse donc normalement que le 40e environ de son poids absolu.

Ceci est important, nous semble-t-il, pour la circulation de l'encephale. Son peu de poids permet à la pression intravasculaire de maintenir béants les vaisseaux de la base. Ceux-ci, en effet, seraient aplatis et coudés, et par suite imperméables, si un corps pesant près d'un kilo et demi appuyait directement sur leur surface.

Un autre point, bien mis en lumière par le professeur Sappey, est le suivant.

« Si les auteurs ont pensé jusqu'ici que la plus grande partie du liquide céphalo-rachidien répond surtout à la partie inférieure et postérieure de la base du crâne, c'est que là se trouvent les principaux confluents de ce liquide. Ces grands mots de confluents ont causé leur illusion. Quelle est, en effet, la capacité de ces confluents? J'ai voulu la connaître, et j'ai constaté que le grand confluent central de la base de l'encéphale contient 6 à 8 grammes de liquide; que les deux confluents postérieurs en contiennent chacun 5, et les confluents situés aux deux extrémités du corps calleux, chacun deux à trois seulement : total, 20 à 24 grammes. Il y a en outre une certaine quantité de liquide dans les canaux prismatiques et triangulaires qu'on peut évaluer à 10 grammes environ; ainsi il existerait sur la partie inférieure de l'encéphale 30 à 35 grammes de liquide en moyenne. Où se trouve l'autre partie de ce liquide ? Elle recouvre la face supérieure des hémisphères qu'elle sépare de la voûte ; et cette partie du liquide sous-jacente à la voûte est en général de 90 à 100 grammes.....

La quantité moyenne du liquide sous-arachnoïdien est de 130 à 135 grammes qui se trouvent ainsi répartis : 35 ou le quart environ pour la partie inférieure, et 100 grammes ou les trois-quarts pour la partie supérieure. Par conséquent le mode de répartition du liquide céphalo-rachidien est bien celui que j'ai mentionné. »

Ceci a de l'importance, car si la théorie du choc céphalo-rachidien de Duret est vraie, d'où vient que les lésions par contrecoup soient si rares vers la voûte et si fréquentes au contraire vers la base.

Dans toute cette discussion, malgré la vivacité du débat, on n'a apporté aucun argument péremptoire pour ou contre la locomobilité du cerveau. Cependant plusieurs parmi ceux qui combattirent Luys, Trélat par exemple, admettent que, si le cerveau est normalement immobile dans les diverses positions de la tête, il peut présenter un déplacement plus ou moins notable lorsqu'il y a traumatisme. Le professeur Sappey (1), dans ses conclusions, n'est pas éloigné d'admettre la même opinion.

Donc, pour nous résumer, nous dirons qu'actuellement l'opinion admise par tous les classiques (Traité de chirurgie, Pathologie des agrégés, Pathologie de Gross, Rohmer et Vautrin, Miles, etc.), est la suivante :

1° La contusion directe est produite par l'aspiration de la matière cérébrale par le retour du cône de dépression.

(1) Voyez la séance du 29 avril 1884.

2° La contusion indirecte est due à la même action négative au moment de la formation du cône de soulèvement.

3° Pour les lésions de la base, on les croit uniquem ent causées par le choc céphalo-rachidien.

4° Même pour ceux qui admettent la propulsion du cerveau par un traumatisme, — ce que beaucoup n'admettent pas, — ce déplacement n'est pas suffisant pour expliquer des lésions cérébrales.

II

EXPÉRIENCES

1° Dispositif de nos expériences

Pour arriver à vérifier les faits que nous avons énoncés précédemment, pour enregistrer le graphique du choc lui-même sur le cerveau et sur le crâne, nous avons imaginé divers

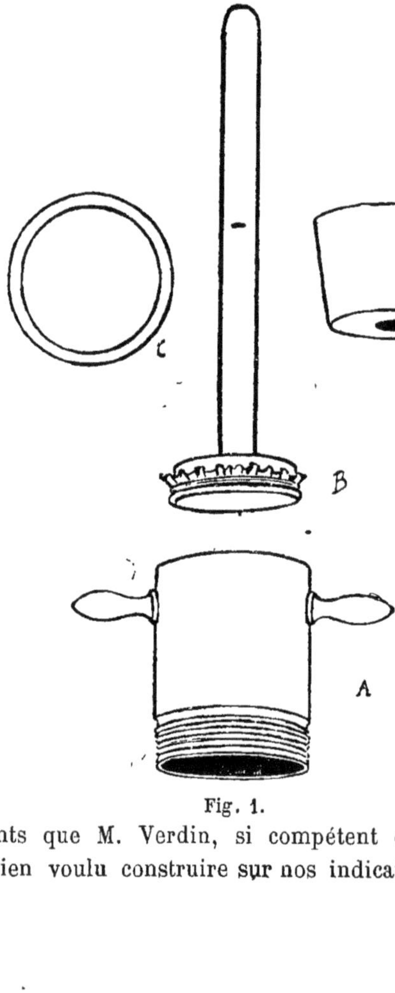

Fig. 1.

instruments que M. Verdin, si compétent en pareille matière, a bien voulu construire sur nos indications. Son expérience, pour tout ce qui touche à la méthode graphique, nous a été d'un grand secours et nous a évité bien des tâtonnements. Qu'il veuille bien accepter nos remerciements.

A. — L'appareil dont nous nous sommes surtout servi (fig. 1) (1) se compose d'un cylindre creux métallique (A) muni inférieurement d'un pas de vis, légèrement conique, destiné à le fixer solidement dans la paroi crânienne trépanée. Son diamètre est de 2 centimètres. Latéralement il porte deux manettes, servant à le visser. Dans ce cylindre entre exactement

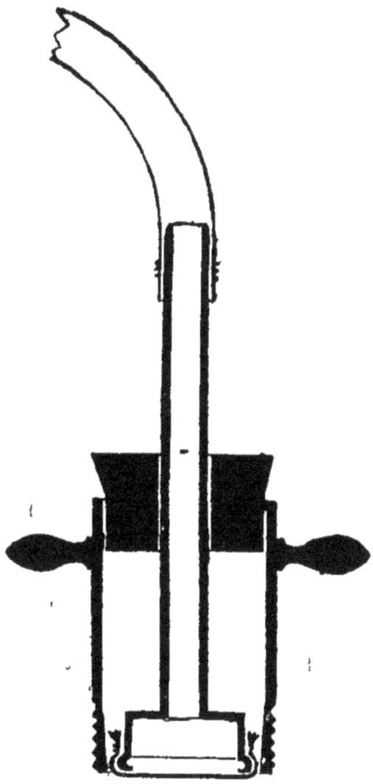

Fig. 2.

un tambour (B), dont la paroi mobile, formée d'une membrane de caoutchouc est mise en rapport avec la substance

(1) Nos dessins d'appareils ont été faits par MM. G. Péjac et Vidal, dessinateurs, qui ont bien voulu se mettre gracieusement à notre disposition. Nous les en remercions vivement.

cérébrale, lorsque le cylindre est fixé au crâne. La cavité du tambour se continue supérieurement par un tube métallique maintenu en haut par un bouchon de caoutchouc (C), fermant le cylindre. A ce tube, on adapte un tube en caoutchouc mettant en communication la cavité du tambour avec un tambour enregistreur de Marey. L'aiguille marque les pressions sur un grand cylindre enregistreur de Marey tournant avec une vitesse de 1 tour en deux secondes. Après plusieurs essais, nous nous sommes arrêté à cette vitesse qui nous a donné les résultats les plus nets. La figure 2 représente la coupe de l'appareil.

Pour le placer, voici quel a été notre manuel opératoire.

Après avoir choisi un chien, le plus gros possible, ou au moins ayant une tête volumineuse (chien de montagne, dogue, etc.), après l'avoir attaché solidement sur la table, à plat ventre, nous l'anesthésions en injectant dans son péritoine, avec une seringue de Pravaz : 1° Solution de morphine à 1 0/0, 1 gramme à 5 grammes de solution selon la taille de l'animal ; 2° solution de chloral à 20 0/0, 1 gramme 1/2 par kilogramme d'animal et quelquefois plus. — Aussitôt l'anesthésie obtenue, nous faisons longitudinalement, sur la ligne médiane, une incision au bistouri, des bosses frontales à la tubérosité occipitale externe, profondément, jusqu'à l'os. A la rugine, nous détachons latéralement le péricrâne avec les parties molles aussi loin que possible, de façon à éviter les pertes de sang, toujours assez abondantes lorsqu'on incise la masse épaisse des muscles temporaux. Soulevant alors l'ensemble des parties molles de chaque côté, nous les sectionnons transversalement au thermocautère, mettant ainsi le crâne à nu sur une large surface et sans perdre de sang. Nous appliquons sur le pariétal une couronne de trépan de 2 centimètres (diamètre de notre cylindre) et à la place de la rondelle osseuse nous vissons notre appareil. Les battements du cerveau, marqués par l'aiguille de l'appareil de Marey, nous indiquent que la membrane en caoutchouc du tambour est en rapport avec la dure-mère.

Dans nos premières expériences, nous ne nous sommes servi que d'un seul appareil, frappant tantôt du côté même où il était fixé, tantôt du côté opposé. Depuis, nous avons contrôlé les résultats obtenus par nos premiers essais en plaçant un appareil de chaque côté. Nous enregistrions ainsi sur un même cylindre et pour un même traumatisme, d'un côté le choc

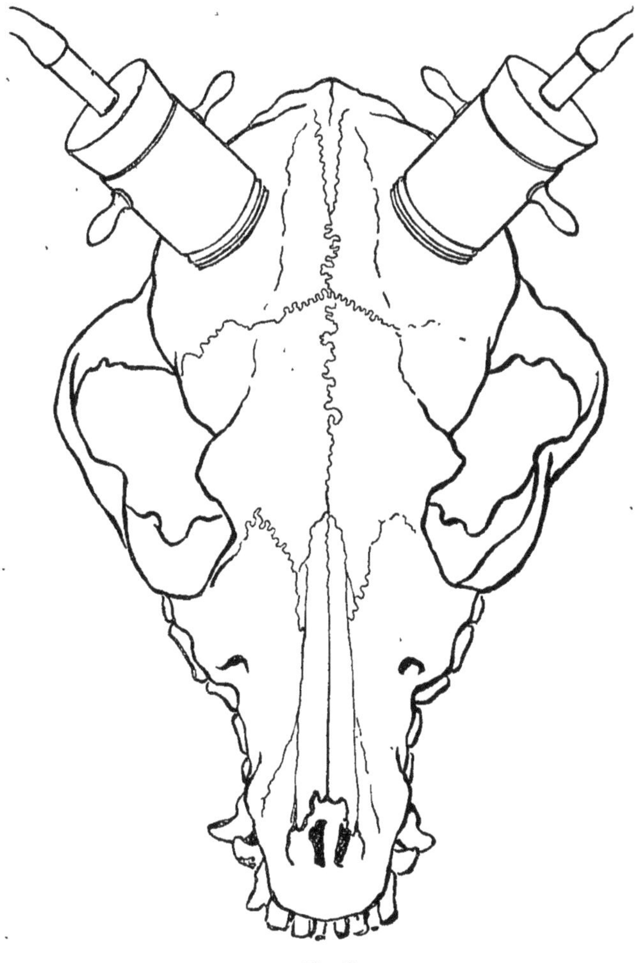

Fig. 3.

direct et de l'autre le choc par contre-coup. La fig. 3 représente l'appareil en place (1).

(1) Sur ce dessin les appareils ont été placés un peu trop haut. Nous les fixions plus bas, au niveau des bosses pariétales.

B.— Pour mesurer la pression au centre de l'encéphale, dans la scissure interhémisphérique, nous nous sommes servi d'un petit manomètre à air (fig. 4) de construction assez simple. Il

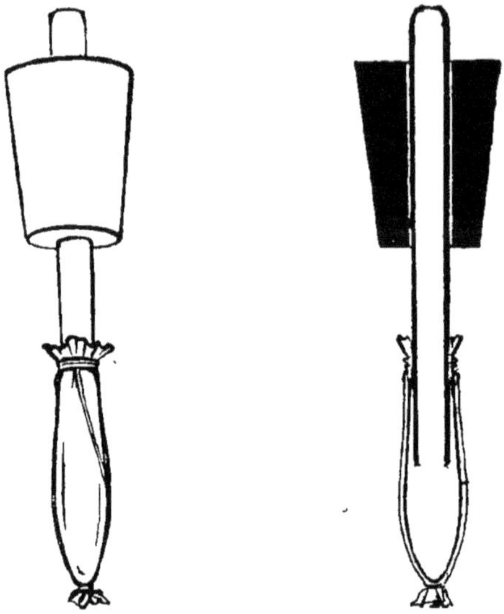

Fig. 4.

se compose d'un tube métallique se continuant en bas par un ressort en acier mince, replié en U. Le tout est recouvert d'une mince membrane en caoutchouc.

Pour placer l'appareil, nous faisons longitudinalement une incision aux parties molles de la tête du chien. Nous mettons l'os à nu, comme il a été dit plus haut. Nous trépanons ensuite le crâne sur la ligne médiane, nous servant ici d'une couronne d'un centimètre de diamètre seulement. Cela fait, on incise la dure-mère et on recherche la scissure interhémisphérique, qui se recontre facilement. Le manomètre est alors introduit entre les deux hémisphères cérébraux. L'orifie de la trépanation est ensuite obturé par un bouchon de caoutchouc de même taille et percé en son centre d'un trou par où passe le tube métallique qui est ainsi maintenu. La fig. 5 représente, en coupe schématique, l'appareil en place.

Cette opération est facile et, à condition de ne pas trépaner trop en arrière, on n'est pas gêné par le sinus longitudinal supérieur.

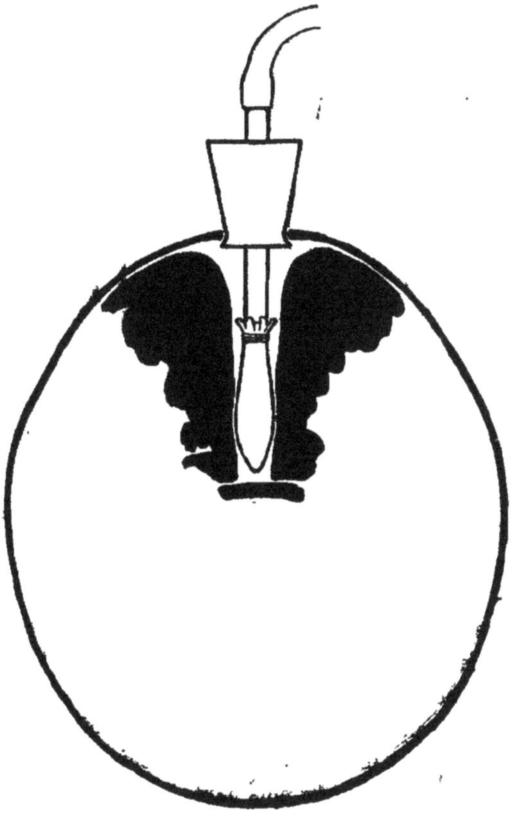

Fig. 5.

C. — Pour mesurer le cône de soulèvement, nous avons employé un appareil plus compliqué que les deux précédents (fig. 6). Aussi, nous a-t-il donné des résultats moins certains. Il se compose d'un petit trépied métallique. Chacune des tiges qui le forme (A) est terminée en bas par un pas de vis destiné à fixer l'appareil au crâne. Supérieurement, elles présentent un second pas de vis, portant écrou, destiné à maintenir une lamelle métallique triangulaire (B). Celle-ci supporte

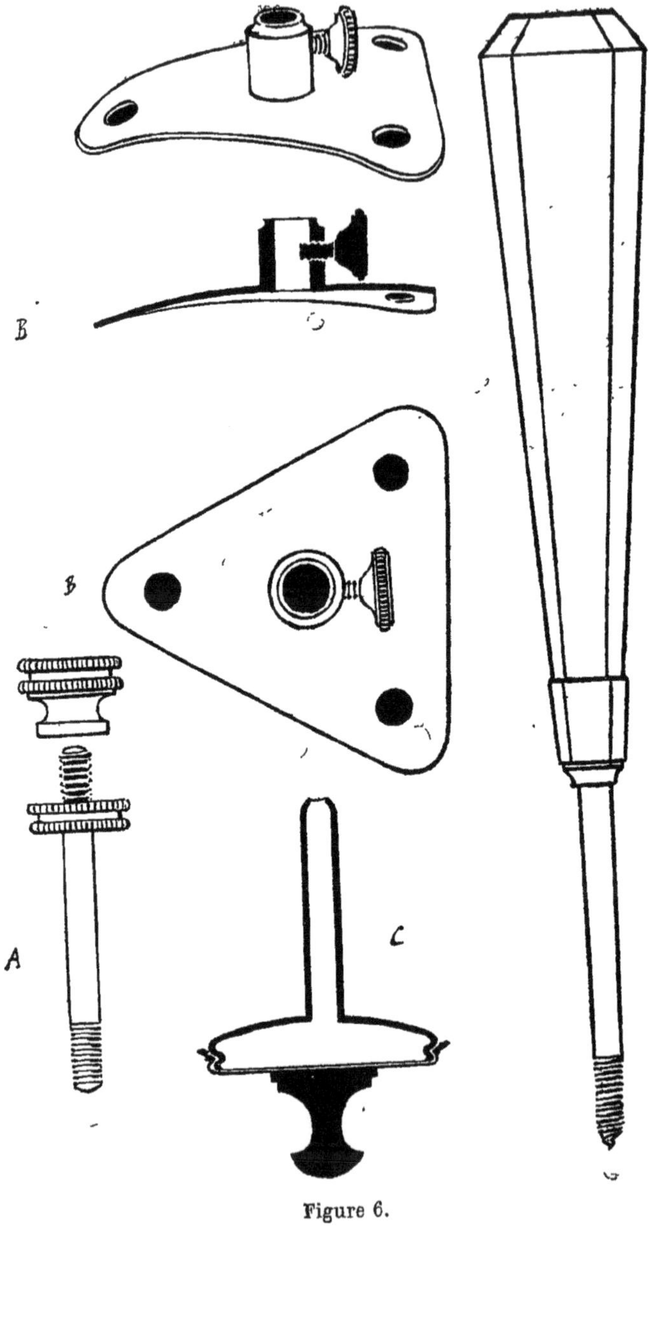

Figure 6.

un tambour (C), qu'on peut enfoncer plus ou moins — grâce à une vis fixatrice — jusqu'au contact du crâne.

Pour fixer l'appareil, on applique sur le crâne dénudé la lame

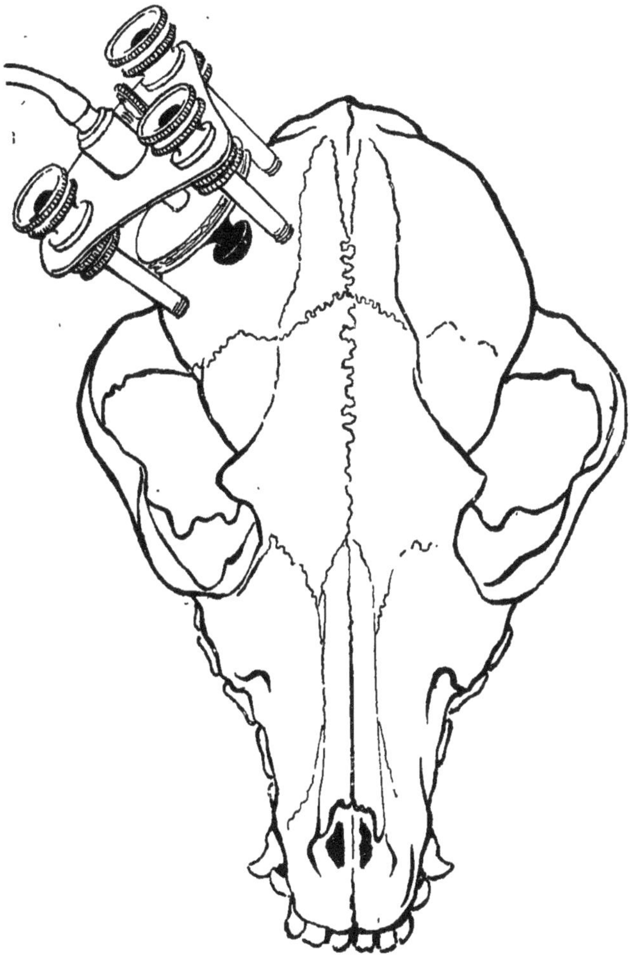

Fig. 7.

métallique triangulaire et, au niveau des trois orifices, on fait une marque à l'encre. La lame métallique elle-même est recourbée plus ou moins, de façon à se mouler sur le crâne de l'animal en expérience. Au niveau des points marqués, on fait un trou avec un perforateur de diamètre un peu plus petit que le pas de vis du trépied ; on le taraude. Les trois tiges métalliques sont alors mises en place facilement ainsi que la lamelle triangulaire et le tambour. Celle-ci se termine par un bouton, qu'on met au contact du crâne. L'appareil étant ainsi en place (fig. 7), on le règle avec la vis.

D. — Comment avons-nous obtenu le choc dans nos diverses expériences ? Dans les premières, nous frappions directement avec un marteau de taille ordinaire sur le crâne recouvert de ses téguments. C'est ainsi que nous avons eu nos premiers tracés de choc indirect. Mais, lorsque nous avons enregistré à la fois le choc direct et le choc indirect, il devenait nécessaire de localiser le traumatisme en un point.

Nous nous sommes servis alors d'une tige d'acier de 20 centimètres de long sur 7 millimètres de diamètre et terminée par une extrémité mousse, arrondie, de façon à éviter la pénétration de l'instrument dans le crâne, sous l'influence du choc. Nous avons pris comme instrument contondant une bûche de chêne du poids de 2 kilogrammes environ.

Dans quelques cas, où nous désirions obtenir un traumatisme réparti sur une large surface, nous avons remplacé le cylindre d'acier — dont nous parlons plus haut — par un cylindre de bois légèrement déprimé sur sa tranche, de façon à se mouler sur la paroi crânienne.

2° Expériences :

Expérience I.

Avant de commencer nos expériences, nous avons cherché à éviter toute cause d'erreur due à notre instrumentation. Nous avons agité fortement la tête du chien, après avoir placé sur son crâne un de

Fig. 8.

ces tambours, comme il a été dit plus haut. Ces mouvements, plus violents que ceux que nous donnaient les expériences suivantes, étaient à peine marqués par une légère oscillation sur le cylindre enregistreur (fig. 8) à condition que le tube en caoutchouc fût bien suspendu et n'appuyât en aucun point sur le bord de la table.

Ce tracé était analogue à celui que nous donnait au repos le liquide céphalo-rachidien (fig. 9). Celui-ci cependant est plus régulier et composé nettement de deux sortes d'oscillations, les unes courtes, isochrones au pouls et les autres longues, correspondant à l'expiration.

Tandis qu'un coup porté sur le crâne offrait un graphique bien plus mouvementé (fig. 10).

Tous ces derniers tracés étaient obtenus avec la vitesse minimum du cylindre enregistreur et leur interprétation, à cause de leur rapidité extrême, n'était pas nette.

Fig. 9.

Aussi, dans les expériences suivantes, avons-nous mis le cylindre à la vitesse maximum (un tour en deux secondes, développant une surface de cylindre de 42 centimètres). Nous avons eu ainsi des ré-

Fig. 10.

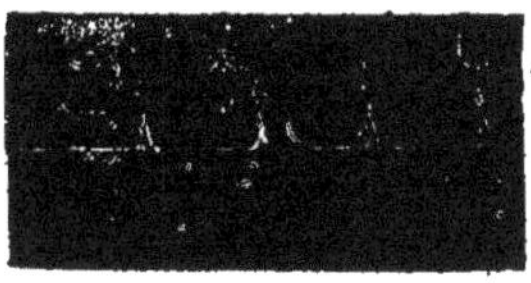

Fig. 11.

sultats beaucoup plus nets, nous permettant de mesurer, avec une très grande approximation, chacun des temps du choc.

Il est important que les tubes qui joignent l'appareil récepteur au tambour enregistreur soient libres, sans toucher la table en aucun point. Sinon, dans les mouvements de la tête, il se produit des changements brusques de pression dans l'appareil à chaque choc du tube (fig. 11). C'est là une cause d'erreur importante à signaler.

Tous les tracés de cette première expérience doivent être lus de droite à gauche, contrairement à ce qui a lieu pour les suivants, obtenus avec la vitesse maximum.

EXPÉRIENCE II.

C'est encore une expérience négative.

Avec une mèche de 2 centimètres de diamètre, nous avons fait quatre trous circulaires dans un gros cube de bois dur. Ces trous, de 1 centimètre environ de profondeur, se correspondaient deux à deux, c'est-à-dire que deux étaient sur la face correspondante aux fibres du bois sectionnées ; les deux autres, au contraire, sur les faces parallèles aux fibres.

Nous avons d'abord vissé deux tambours sur les faces de section du bois, un sur chaque face opposée. Nous avons alors frappé violemment avec un marteau sur le cube de bois : 1° sur une des faces de section ; 2° sur une des faces parallèles aux fibres ligneuses.

Dans les deux cas, nous n'avons pas eu la moindre oscillation. L'expérience était encore négative lorsque nos appareils étaient placés sur deux faces parallèles aux fibres du bois, quel que fût le point percuté. Sur le graphique rectiligne, il était impossible de reconnaître la moindre oscillation correspondant au choc.

Ces deux expériences, bien que négatives, sont importantes. Elles démontrent que si tous nos graphiques sont semblables lorsqu'ils ont été faits dans les mêmes conditions, chaque oscillation est bien due soit au crâne, soit au cerveau ; mais qu'en aucun cas notre instrumentation ne saurait être incriminée.

EXPERIENCE III.

19 mars 1894. Chien des rues à poils rouges. Poids, 13 kilos. Anesthésie : injection dans le péritoine : 1° solution de chlorhydrate de morphine, 1 gramme ; 2° solution de chloral, 18 grammes. Celle-ci est injectée au début, de cinq en cinq minutes, par seringues de 3 grammes (seringues de 5 grammes pour les chiens au-dessous de 20 kilos) après injection de trois seringues coup sur coup la première fois.

Couronne de trépan sur le pariétal gauche. Le tambour récepteur est ensuite vissé et mis en communication avec le tambour enregistreur.

Le crâne a été dénudé du côté de l'appareil seulement. Le côté droit reste recouvert par les téguments.

Un aide maintient la tête par le museau et le cou, pour éviter la projection pendant le choc.

Première partie. — Nous frappons d'abord au niveau de l'appareil (coup de marteau de taille moyenne transmis par une tige d'acier).

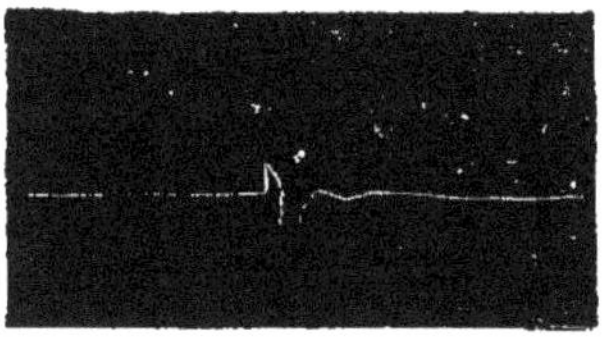

Fig. 12

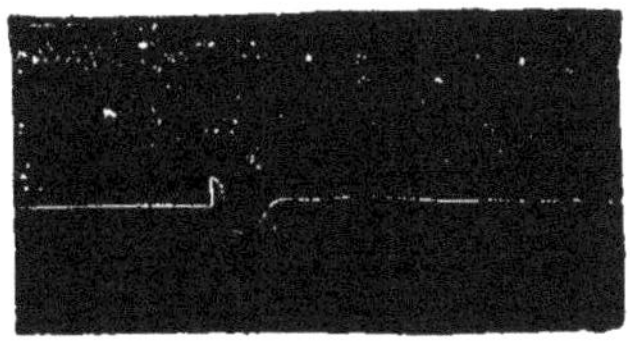

Fig. 13.

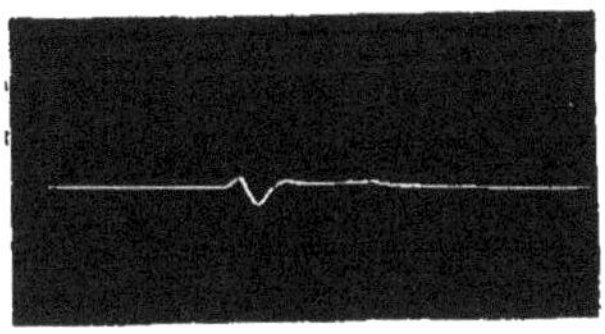

Fig. 14.

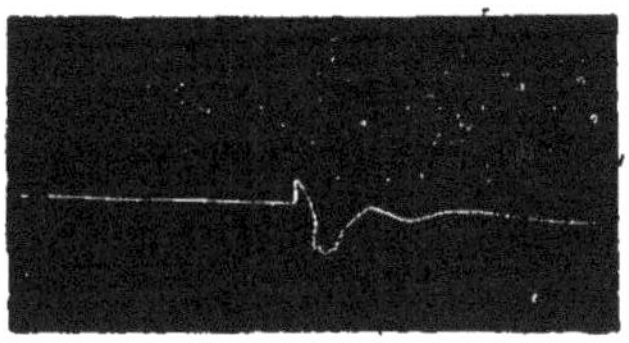

Fig. 15.

Nous obtenons ainsi les tracés du choc direct (fig. 12, 13, 14, 15, 16). Ils sont tous semblables, que le choc ait été porté en avant, en arrière, au-dessus ou au-dessous de l'appareil, mais toujours contre lui.

Notre graphique se compose (fig. 17) : 1° d'une grande oscillation

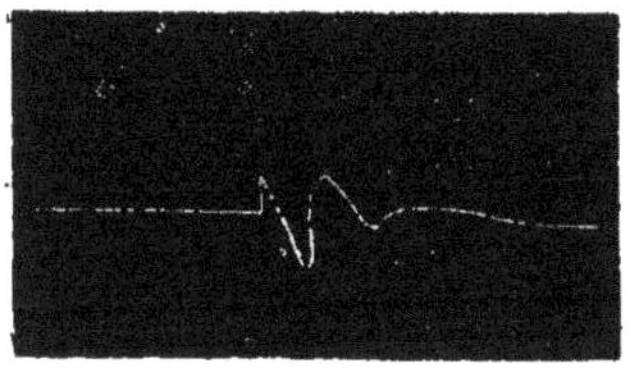

Fig. 16.

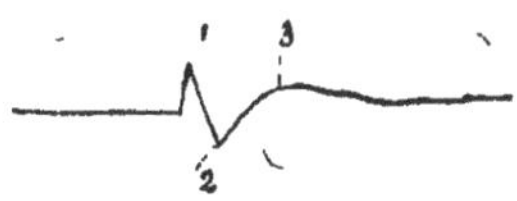

Fig. 17.

positive correspondant au choc de la paroi osseuse contre le cerveau ; 2° d'une oscillation négative due au retour de la paroi crânienne sur elle-même et à la propulsion de la masse cérébrale du côté opposé. Ces deux causes s'ajoutent et c'est ce qui explique que a pression négative soit parfois très accentuée ; 3° les oscillations suivantes sont dues au retour du cerveau sur lui-même. Elles sont peu intenses et peu nombreuses.

Deuxième partie. — Nous faisons porter le coup de marteau du côté opposé à l'appareil de façon à enregistrer le choc par contre-coup. Dans ce cas encore, tous nos tracés sont semblables entre eux (fig. 18, 19, 20, 21.)

Ils se composent (fig. 22) : 1° d'une oscillation négative très petite

Fig. 18.

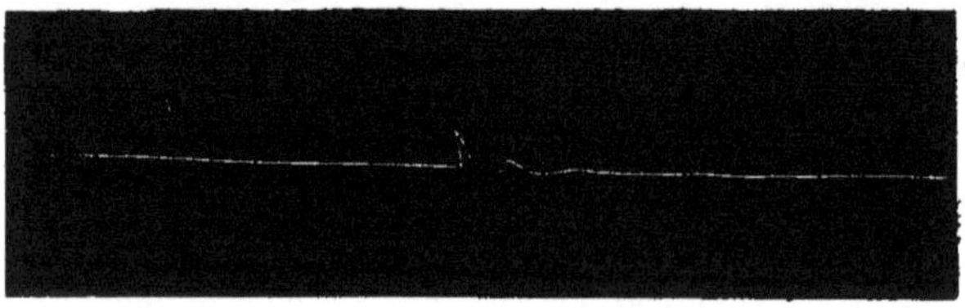

Fig. 19.

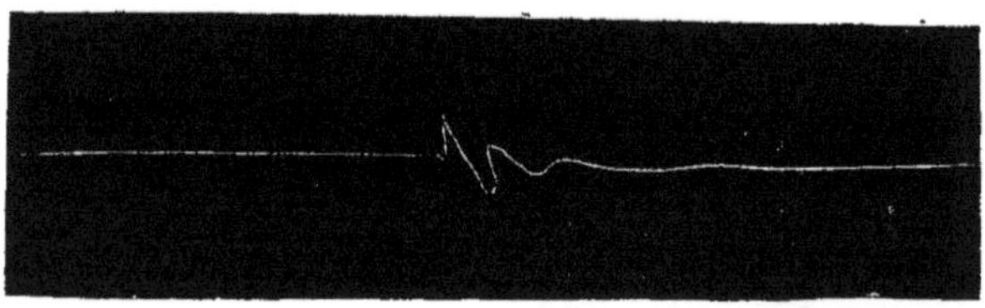

Fig. 20.

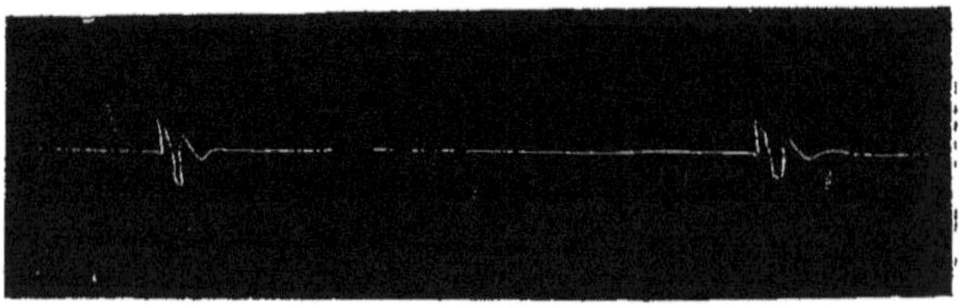

Fig. 21.

ayant une forme semblable dans presque tous nos tracés de choc indirect. Elle est presque toujours arrondie à son extrémité.

2° A partir de ce point, la ligne s'élève verticalement, c'est-à-dire brusquement, formant ainsi une grande oscillation positive.

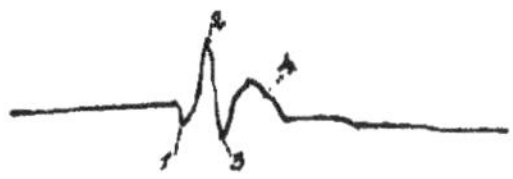

Fig. 22.

On est frappé de la similitude qui existe entre la première oscillation du choc direct et celle-ci. Dans les deux cas, l'ascension est verticale et se termine par une pointe aiguë. C'est que les deux graphiques sont dus à une cause analogue. C'est qu'ici la paroi crânienne revient sur elle-même et rencontre le cerveau qui, lui-même, est déjà projeté contre elle par le choc transmis du côté opposé. Dans les deux cas, le tracé est dû au choc osseux de l'encéphale.

Qu'on ne nous objecte pas que nos graphiques n'indiquent que l'ébranlement de la paroi crânienne se rapprochant et s'éloignant alternativement du cerveau supposé immobile. Il n'est pas possible, en effet, que des oscillations succédant à un seul choc soient bien plus fortes, d'une façon constante, après ce choc, qu'au moment même où il est produit. La projection du cerveau contre la paroi peut donc seule expliquer notre graphique.

3° Les oscillations suivantes sont dues à l'ébranlement du cerveau tendant à reprendre son équilibre. Aussi les voit-on diminuer progressivement d'intensité.

Expérience IV.

28 mars. Chien des rues, vigoureux. Poids, 24 kil. 500 grammes.

Anesthésie : injection dans le péritoine : 1° solution de chlorhydrate de morphine, 2 grammes ; 2° solution de chloral, 30 grammes dont 10 en une fois au début.

Première partie. — Répétition de l'expérience précédente avec les mêmes résultats.

Deuxième partie. — Le tambour étant toujours vissé au niveau de la bosse pariétale gauche, nous frappons sur la ligne médiane et ne avant. Nous obtenons ainsi un tracé analogue à celui du choc indirect (fig. 23, 24, 25), mais avec quelques particularités remarquables constantes dans tous nos graphiques.

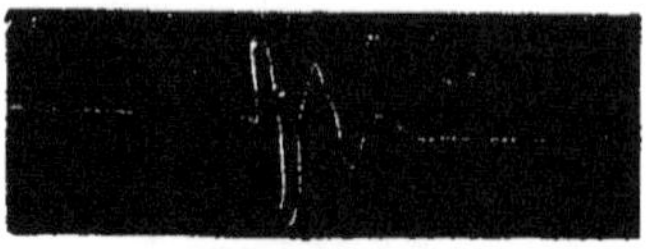

Fig. 23.

Fig. 24.

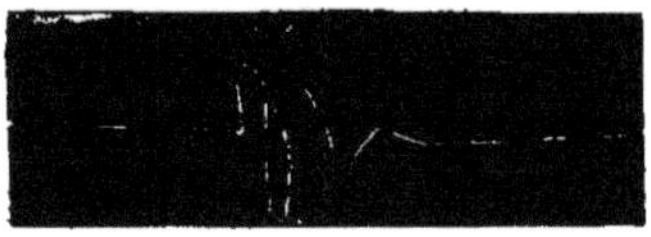

Fig. 25.

On y voit (fig. 26) : 1° une très petite oscillation négative correspondant encore au soulèvement de la paroi crânienne ; 2° une série de grandes oscillations dues au choc répété du cerveau contre l'ap-

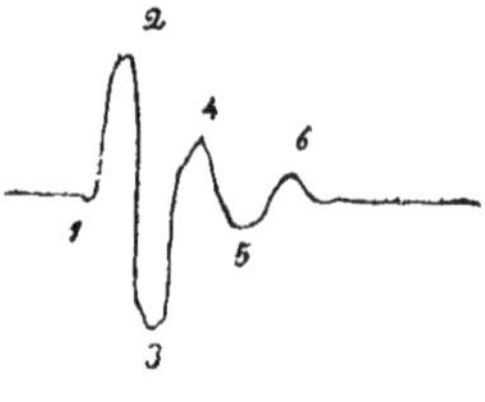

Fig. 26.

pareil. Les courbures du graphique sont ici bien plus marquées que dans les tracés précédents.

Troisième partie. — Comme contre-partie de l'expérience que nous

Fig. 27.

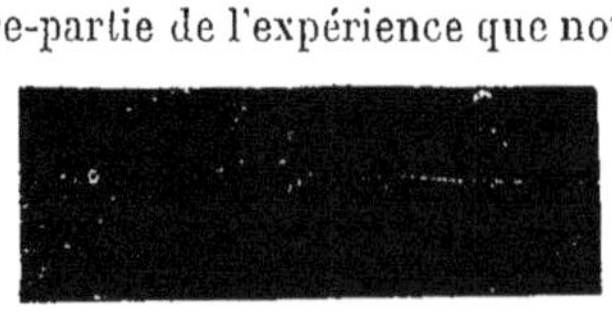

Fig. 28

venons d'indiquer, nous faisons porter le coup sur la ligne médiane, en arrière. La direction est d'arrière en avant. Nos tracés, appartenant encore au groupe des tracés de choc indirect, diffèrent sur bien des points des précédents (fig. 27, 28, 29).

Ils offrent (fig. 30) : 1° une oscillation négative très marquée, bien

Fig. 29.

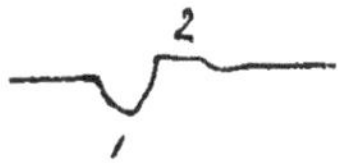

Fig. 30.

plus que dans les tracés de choc indirect ; 2° une série d'oscillations peu marquées, à peine visibles sur quelques-uns, dus au choc cérébral.

Comment interpréter ces deux sortes de tracés si différents à première vue?

Dans la deuxième partie de notre expérience, le traumatisme était dirigé d'avant en arrière. Il y a donc eu, au point percuté, dépression de la paroi osseuse (cône de dépression) et par suite soulèvement de la voûte crânienne tout entière, sauf en ce point. De là, la petite oscillation négative. Mais, d'autre part, à cause du cône de dépression, le cerveau s'est trouvé repoussé en arrière. Or, le point d'application de notre appareil enregistreur se trouve sur la bosse pariétale, c'est-à-dire dans la moitié postérieure du crâne, au voisinage de la tente du cervelet. C'est donc sur celle-ci qu'est dirigé le choc de la masse cérébrale. La tente du cervelet agit ici à la façon d'un tremplin, répartissant l'effort sur une large base, exagérant le déplacement du cerveau. Aussi les oscillations sont-elles plus amples, plus nombreuses que dans les tracés précédents.

Mais dans le graphique de la troisième partie de notre expérience, la partie correspondant au soulèvement du crâne (oscillation négative) est très marquée. C'est que notre appareil, placé à peu près au milieu de l'arc passant par le point percuté, le tambour et la base du crâne (un des arcs de soulèvement), indiquera par suite un soulèvement plus marqué et d'une durée plus grande. De même, lorsqu'on courbe un cerceau en appuyant aux deux extrémités d'un de ses diamètres, la partie la plus éloignée du centre est celle qui se trouve exactement sur le milieu de l'arc de courbure.

Quant au cerveau, son déplacement se fera d'arrière en avant et par suite le choc en sera peu marqué sur les parties latérales, car il n'existe pas en avant de cloisons fibreuses formant tremplin.

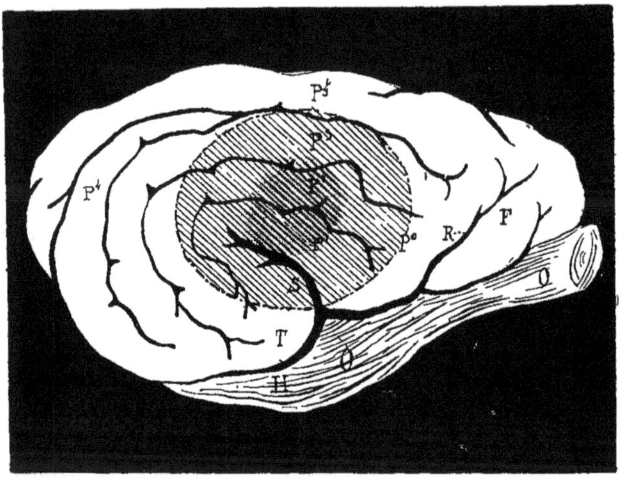

Fig. 31.

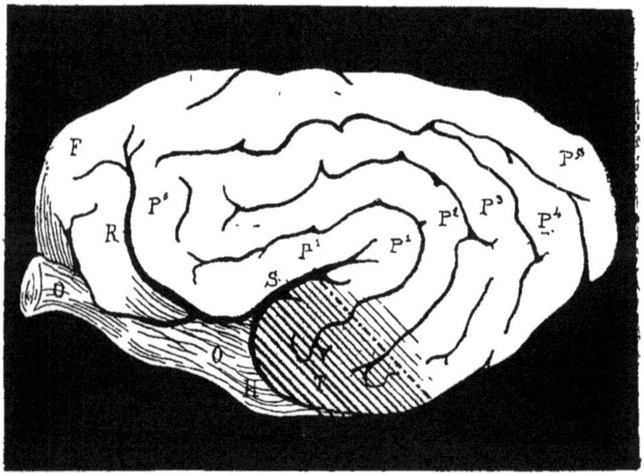

Fig. 32.

Ces tracés prouvent donc déjà que :

1° Il n'y a pas de cône de soulèvement comme l'entend Duret, mais un nombre infini d'arcs de soulèvement partant du point frappé comme centre et allant aboutir en un point quelconque de la base.

2° Le point où le crâne a son maximum de soulèvement sur un arc quelconque se trouve théoriquement — en supposant la voûte crânienne absolument régulière — au milieu de cet arc.

3° L'ensemble des points de soulèvement maximum, puisque le crâne est un ovoïde, formera non plus un cône, mais une ellipsoïde (ellipsoïde de soulèvement).

4° La théorie du liquide céphalo-rachidien ne peut expliquer ces différences de tracés, tandis que la théorie mécanique de la locomotion du cerveau, jointe aux données anatomiques, nous en donnent la clef.

Nous avons fait l'autopsie de ce chien et nous avons trouvé comme lésion : 1° Du côté où a porté le traumatisme au début de l'expérience, une large ecchymose avec contusion cérébrale au premier

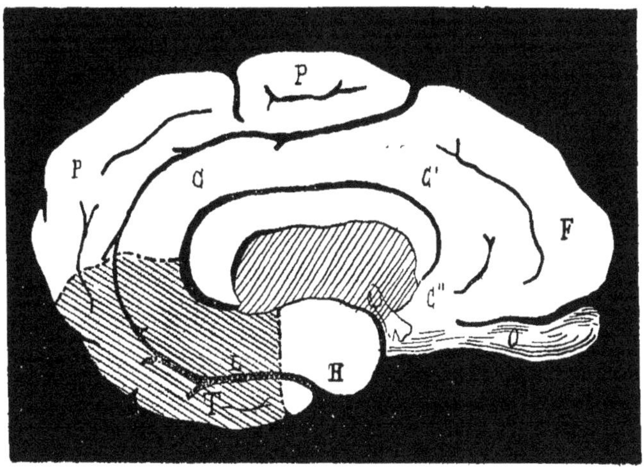

Fig. 33.

degré étendue à toute la partie antérieure de la région pariétale. (Hémisphère droit, fig. 31.)

2° Du côté opposé (même côté que l'appareil) une ecchymose moins large au niveau du lobe temporo-sphénoïdal. (Hémisphère gauche, fig. 32.)

3° Dans la scissure interhémisphérique, entre la partie postérieure du corps calleux et la tente du cervelet, une 3e ecchymose, due probablement au tiraillement des méninges—faux du cerveau et tente du cervelet (fig. 33) (1).

EXPÉRIENCE V.

11 avril. Chien de montagne très vigoureux. Poids, 30 kilos.

Anesthésie : injection dans le péritoine : 1° Solution de chlorhydrate de morphine, 2 grammes.

2° Solution de chloral, 38 grammes dont 20 en une fois au début.

Le crâne est mis à nu presque complètement. Nous plaçons ensuite un de nos tambours sur chacune des bosses pariétales. Le choc est

Fig. 34.

porté toujours du côté droit, le plus près possible de l'appareil, mais sans le toucher.

Les plumes des deux tambours destinées à enregistrer le graphique sur le cylindre de Marey sont réglées au même point, de façon à pouvoir juxtaposer les deux tracés obtenus à la fois. On peut d'ailleurs mesurer exactement le moment du choc sur la figure 34 où l'on voit le point d'arrêt des deux plumes. Ces tracés conjugués sont semblables à ceux que nous avons pris séparément dans l'expérience III.

On se rend compte qu'au cône de dépression correspond presque exactement le soulèvement de la paroi opposée. Nous

(1) Tous nos dessins de cerveau sont dus à M. J. Raulin, externe des hôpitaux de Paris, que nous tenons à remercier ici.

disons presque exactement car si l'on mesure les deux tracés, on voit que le point de départ du second (choc indirect) est en retard sur le premier de 0,04 en prenant le centimètre pour unité, ce qui équivaut à un retard de 0,0019, la seconde étant l'unité de temps. Ce calcul est simple à faire si on se souvient que notre cylindre fait un tour en deux secondes et développe 42 centimètres de surface. Nous avons la formule $\frac{1 \times x}{21}$ en appelant x la longueur de la ligne à mesurer.

En regardant à la loupe l'extrémité du second tracé, on verra

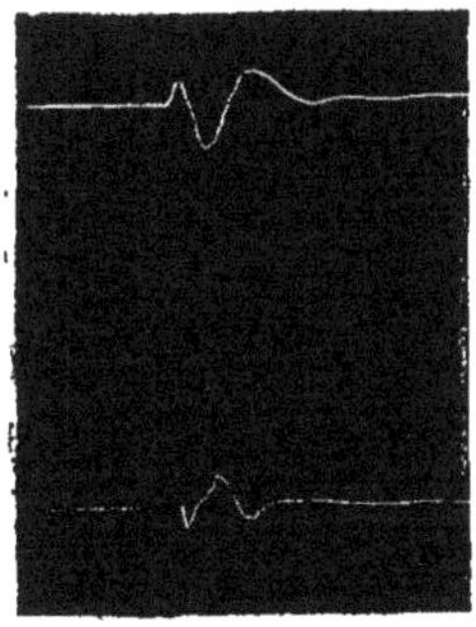

Fig. 35.

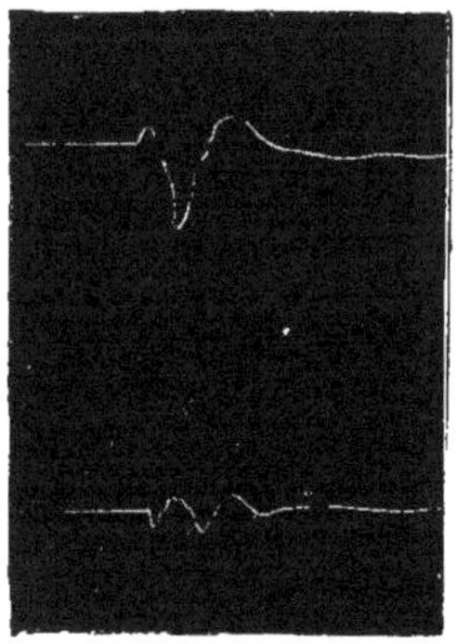

Fig. 36.

Fig. 37.

Fig. 38.

deux traits séparés l'un de l'autre par un petit espace de 4 dixièmes de millimètre. Celui qui est à l'extrémité du tracé mesure exactement la distance du tracé supérieur entre le point de départ du choc direct et l'arrêt de la plume. Le second trait indique la marque d'arrêt de la plume du tracé inférieur.

On voit encore sur ces tracés (fig. 34, 35, 36, 37, 38) qu'à une oscillation positive sur l'un d'eux correspond une oscillation négative sur l'autre. Il ne s'agit donc pas de pressions différentes sur des liquides puisque ceux-ci, vu leur incompressibilité transmettent les pressions dans tous les sens. Notre graphique indique donc les pressions différentes d'un corps qui ballotte d'un côté à l'autre.

Dans un chapitre spécial, nous mesurerons la durée moyenne comparative de chaque variété de tracé. Nous ferons seulement remarquer dès maintenant que les tracés dus au soulèvement crânien ont une durée beaucoup plus courte que ceux que produit le choc cérébral.

On remarquera également que l'oscillation négative de l'arc de soulèvement est toujours plus petite que l'oscillation positive (projection de l'encéphale contre la paroi) qui la suit. Elle est jusqu'à 5 fois plus petite dans certains tracés.

Il n'est donc pas admissible que la contusion cérébrale indirecte soit due, comme on l'admet généralement, au soulèvement du crâne formant ventouse sur le cerveau.

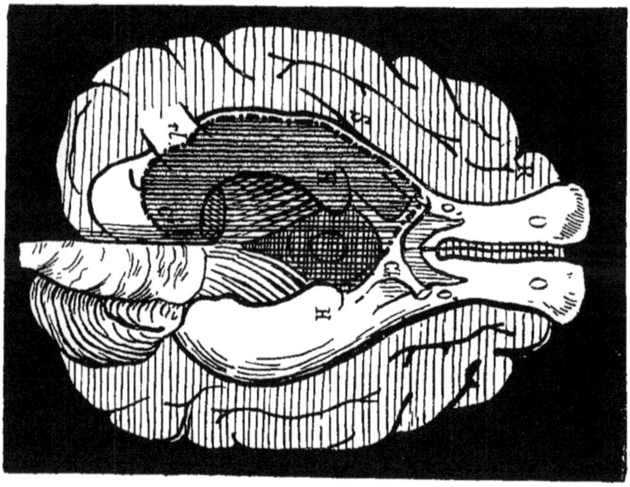

Fig. 39.

Nous avons fait l'autopsie de ce chien. Nous avons trouvé des lésions : 1° au niveau des lobes pariétaux droits (point percuté) (fig. 39); 2° à la base de l'encéphale, surtout à gauche, à la partie interne des lobes sphénoïdaux, depuis le chiasma jusqu'à l'isthme de l'encéphale (fig. 40).

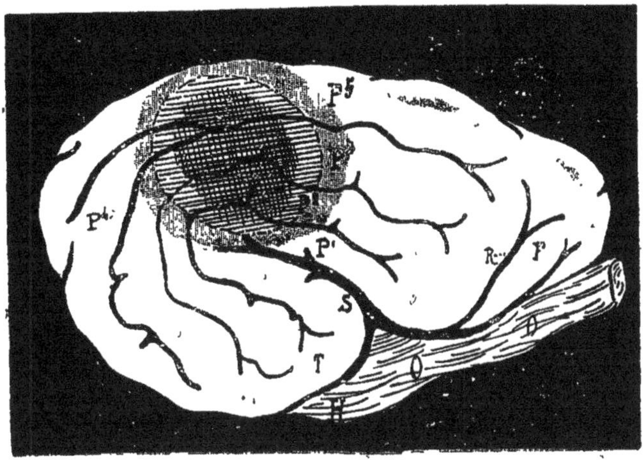

Fig. 40.

EXPERIENCE VI.

9 mai. Chien braque. Poids, 18 kilos.

Anesthésie, injection dans le péritoine : 1o solution de chlorhydrate de morphine, 1 gramme; 2o solution de chloral, 25 grammes dont 15 en une fois au début.

Mêmes dispositions que dans l'expérience précédente.

Fig. 41.

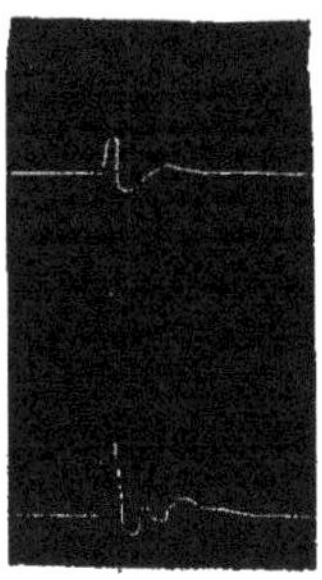

Fig. 42.

Première partie. — La tête est placée latéralement, le côté gauche appuyant sur la table au ras de l'appareil. Le coup est frappé de haut en bas, c'est-à-dire toujours du côté droit. Le tracé supérieur correspond au choc direct, l'inférieur au choc indirect (fig. 41 et 42).

Le premier n'offre rien de spécial. Il est semblable à celui que nous ont donnés les expériences précédentes.

Mais le second nous offre un point très important. C'est l'absence de crochet négatif correspondant au soulèvement de la paroi crânienne. C'est qu'il s'est produit, au contraire, en ce point, un cône de dépression, exactement comme au niveau du traumatisme. Aussi avons-nous, dans le tracé inférieur, une ascension brusque très marquée — plus grande même que du côté du choc.

Ce graphique nous prouve une fois de plus que le crochet négatif est bien dû au soulèvement osseux, puisqu'en empêchant l'un, on supprime l'autre.

Il permet aussi d'expliquer certains traumatismes bipolaires, dans lesquels, le crâne reposant sur un plan résistant, est frappé du côté opposé. Il y a alors contusion cérébrale directe aux deux extrémités de l'axe de percussion.

Deuxième partie. — Le choc est encore dirigé de haut en bas, mais la tête ne repose plus sur la table. Elle est simplement soutenue dans les mains d'un aide par le museau et par le cou.

Le tracé supérieur est encore celui du choc direct et l'inférieur, celui par contre-coup (fig. 43 et 44).

Fig. 43.

Fig. 44.

Ici le graphique supérieur est surtout intéressant. On voit en effet qu'au point frappé les oscillations positives sont très petites et les négatives bien plus nettes. Le tracé est bien moins accidenté que l'inférieur. Il semble que le cerveau ne soit plus en contact aussi intime avec la paroi supérieure. Il a d'ailleurs à lutter contre la pesanteur pour être projeté contre le crâne. Le choc cérébral est peu marqué.

Sur le graphique inférieur, au contraire, l'ensemble du tracé est positif, comme si l'encéphale était déjà, par son propre poids, au contact de l'appareil.

C'est ainsi que nous expliquons la différence entre nos deux tracés. C'est la seule raison qui permette de comprendre qu'un hoc soit plus marqué dans ses effets au point opposé de son point d'application. C'est d'ailleurs une preuve de plus en faveur du choc cérébral contre la paroi.

Troisième partie. — C'est la contre-épreuve de la précédente. La tête est placée latéralement, le côté droit en bas. Le choc est dirigé de bas en haut, c'est-à-dire en sens inverse de l'expérience précédente (fig. 45 et 46).

Fig. 45.

Fig. 46.

Nous voyons que, dans ce cas, le tracé par choc indirect n'offre plus les grandes oscillations positives qu'il présentait dans les graphiques précédents. Tandis qu'au niveau du point d'application du traumatisme, il affecte un aspect franchement positif.

Quatrième partie. — Nos appareils restant en place, le chien est tué par une balle de revolver. Nous n'insisterons pas davantage sur cette expérience, car nous réunissons plus loin les résultats que nous avions obtenus dans les traumatismes par armes à feu.

Expérience VII.

16 mai. Chien des rues mâtiné, vigoureux. Poids, 19 kilos.

Anesthésie : injection dans le péritoine : 1° solution de chlorhydrate de morphine, 3 grammes ; 2° solution de chloral, 20 grammes, dont 10 en une seule fois au début.

Nous répétons l'expérience précédente. Elle nous donne des résultats semblables.

Le chien est tué à la fin de l'expérience par une balle de revolver dans le crâne. C'est celui dont nous donnons le graphique (fig. 65).

Expérience VIII.

30 mai. Chien dogue. Poids, 13 kilos.

Anesthésie : injection dans le péritoine : 1° solution de chlorhydrate de morphine, 1 gramme ; 2° solution de chloral, 20 grammes, comme dans l'expérience précédente.

Nous répétons sur ce chien les expériences V, VI et VII. Nous obtenons les mêmes résultats.

Chien tué par une balle de revolver.

Expérience IX.

25 juin. Chien braque. Poids, 15 kilos.

Anesthésie : injection dans le péritoine : 1° solution de chlorhydrate de morphine, 2 grammes ; 2° solution de chloral, 20 grammes comme dans l'expérience précédente.

Application du trépan sur la ligne médiane pour placer le manomètre dans la scissure interhémisphérique.

Au moment où nous terminons l'application du trépan, avant même d'avoir placé l'appareil, nous constatons que le chien ne respire plus. Les mouvements du cœur sont arrêtés. La pupille est très large.

Pendant plus de cinq minutes, on essaye la respiration artificielle, l'électrisation et les tractions rythmées de la langue (procédé de M. Laborde) sans résultat.

Nous allions nous retirer croyant le chien mort, lorsque le garçon de laboratoire, qui avait continué uniquement les tractions sur la langue, nous annonce que l'animal vient de faire une inspiration après douze minutes. Les tractions rythmées de la langue sont continuées et en huit minutes (vingt minutes après le début), notre chien respire de nouveau très bien.

Nous introduisons alors notre appareil dans la scissure inter-hémisphérique, après avoir sectionné la dure-mère (fig. 5).

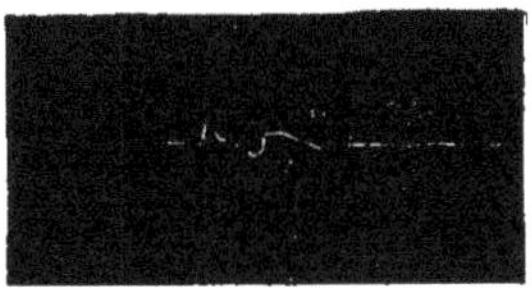

Fig 47.

Fig. 48.

Première partie. — Nous faisons porter le choc immédiatement contre l'appareil. Notre tracé (fig. 47 et 48) est alors analogue à ceux que nous avons obtenus précédemment dans nos expériences de choc direct : 1° tracé positif dû à l'enfoncement de la paroi.

2° tracé à peine négatif dû au retour du crâne sur lui-même.

C'est que le cerveau repose sur la base du crâne, puisque la tête est droite. D'autre part, il n'y a pas de soulèvement sur le plancher du crâne. L'encéphale obéira donc surtout à la pesanteur et ne sera pas projeté.

3° L'oscillation positive qui lui fait suite est due sans doute à la projection du cerveau vers la voûte, après réflexion du choc sur les parois.

Deuxième partie. — Le choc porte sur la bosse pariétale droite.

Fig. 49.

Fig. 50.

Le graphique (fig. 49 et 50) se rapproche de celui du choc indirect sur les tracés précédents.

Il y a donc soulèvement de la voûte crânienne non seulement au point diamétralement opposé au traumatisme, mais encore sur la ligne médiane. Ce fait corrobore les résultats de l'expérience IV.

Troisième et quatrième parties. — Le choc est porté sur la ligne médiane en avant (fig. 51 et 52) et en arrière (fig. 53 et 54). Les graphiques sont semblables à ceux obtenus dans les mêmes conditions dans l'expérience IV. Ils doivent recevoir la même interprétation.

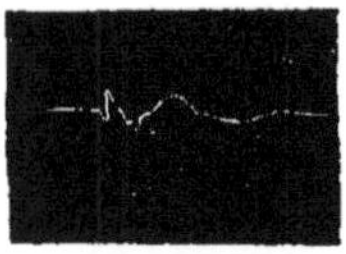

Fig. 51.

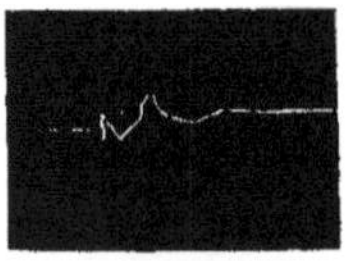

Fig. 52.

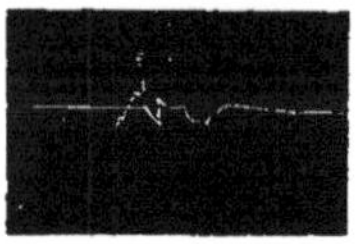

Fig. 53.

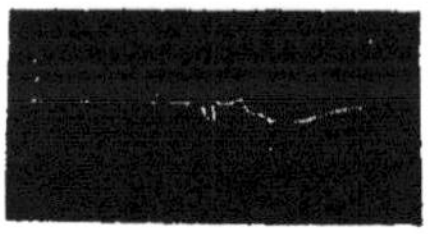

Fig. 54.

Cinquième partie. — Comme dans les expériences précédentes, le chien est tué par une balle de revolver.

EXPÉRIENCE X.

27 juin. Tête d'un gros chien de montagne provenant du laboratoire de M. le professeur Richet.

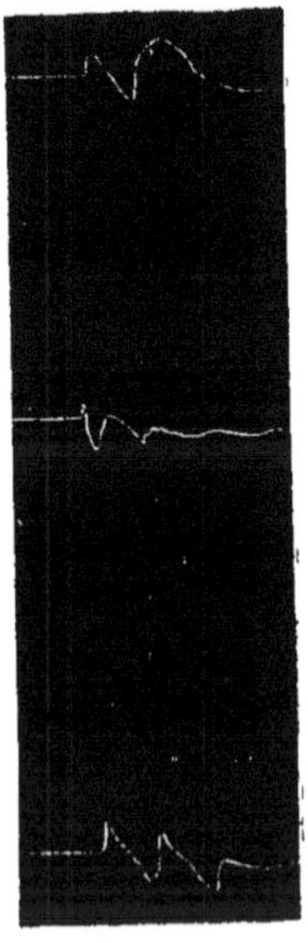

Fig. 55.

Fig. 56.

Sur cette tête, nous appliquons au niveau des bosses pariétales de chaque côté une couronne de trépan de 2 centimètres de diamètre. Sur la ligne médiane, couronne d'un centimètre. Par ces orifices, nous vidons le crâne de toute sa matière cérébrale.

Première partie. — Sur les deux bosses pariétales nous vissons un de nos tambours. Par l'orifice supérieur, nous remplissons d'eau la boîte crânienne, puis nous y plaçons notre petit manomètre comme dans les expériences précédentes. Nous obtenons ainsi trois tracés parallèles. Le supérieur est au point d'application du choc, l'inférieur sur la bosse pariétale du côté opposé et le moyen sur la ligne médiane (fig. 55).

Ce graphique ne ressemble à aucun des précédents. En effet, les liquides transmettant les pressions dans tous les sens, la première oscillation est positive dans tous les cas.

Deuxième partie. — Nous vidons l'eau et, sur le crâne plein d'air, nous répétons la même expérience. Le résultat est encore plus différent (fig. 56). Le tracé du milieu est à peine influencé par le choc.

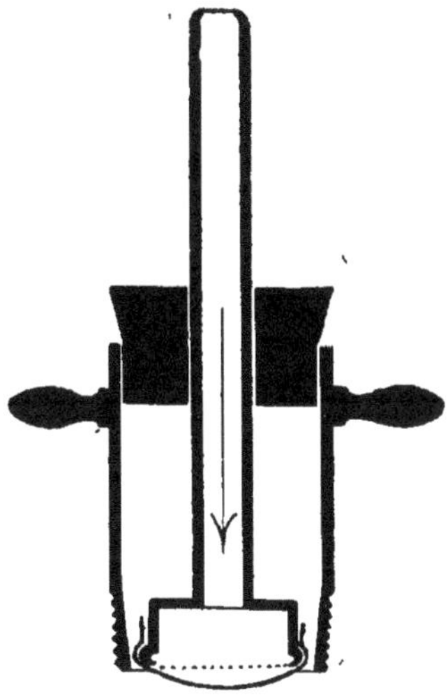

Fig. 57.

S'il y a oscillation négative du côté frappé, c'est que la membrane du tambour n'est pas fixée et obéit au choc. Elle se déviera donc dans le sens de la force qui frappe (fig. 57). L'air se laissera facilement repousser par elle, car, comme tous les gaz, il n'offre qu'une faible résistance à la compression et à la décompression.

EXPÉRIENCE XI.

18 juillet. Chien de montagne. Poids, 24 kilos 500.

Anesthésie : injection dans le péritoine : 1° solution de chlorhydrate de morphine, 3 grammes ; 2° solution de chloral, 50 grammes, dont 15 en une seule fois au début.

Le crâne est mis à nu comme précédemment. Sur le côté gauche nous vissons notre trépied (fig. 7).

Fig. 58.

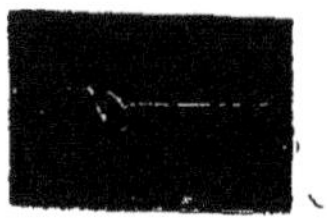

Fig. 59.

Première partie. — Le choc est porté au voisinage de l'appareil. Nous avons ainsi une oscillation négative (fig. 58 et 59) correspondant au cône de dépression.

Deuxième partie. — Nous frappons au contraire sur la bosse pariétale du côté opposé. Notre tracé est inverse (fig. 60).

Troisième partie. — Les coups sont portés en avant et en arrière sur la ligne médiane. Les tracés (fig. 61) sont semblables aux précédents

Fig. 60.

Fig. 61.

Nous rapportons cette expérience pour éviter d'être accusé de ne pas avoir donné tous nos résultats. Elle n'est pas concluante. En effet, pendant le choc, le bouton qui termine notre appareil peut être projeté dans le sens même du traumatisme et nous donner les tracés précédents.

Les graphiques (fig. 58 et 59) semblent indiquer cependant le cône de dépression ; car lorsqu'on frappe au pied de l'appareil, le bouton, appuyant sur le crâne, ne pourra marquer une pression négative,que si la paroi osseuse,sur laquelle il repose, se déplace elle-même.

Dans les autres parties de l'expérience, il s'agit simplement d'ébranlement de l'appareil, ainsi que nous nous en sommes rendu compte. Il suffit de se reporter à la deuxième partie de l'expérience X, pour être certain qu'il se passe ici une phénomène analogue.

Sans cela, nos tracés de choc indirect seraient en faveur du cône de soulèvement. Mais, nous l'avons démontré déjà, toute la voûte se soulève (sauf au point percuté), le pied de l'appareil comme le bouton. Le tracé serait donc nul ou au moins à peine appréciable.

EXPÉRIENCE XII.

25 juillet. Chien de berger. Poids, 26 kilos.

Anesthésie : injection dans le péritoine : 1° solution de chlohydrate de morphine, 5 grammes; 2° solution de chloral, 35 grammes dont 15 en une fois au début.

Après mise à nu du crâne, nous appliquons nos cylindres sur la bosse pariétale droite et sur la ligne médiane. Le coup est porté du côté gauche.

Fig. 62.

Fig. 63.

Le tracé supérieur (fig. 62 et 63) est celui du contre-coup ; l'inférieur, celui de la ligne médiane. Des deux côtés, nos graphiques sont ceux du choc indirect que nous avons décrit, mais la partie correspondant au choc cérébral est plus marquée dans l'axe du choc qu'au sommet de la tête. La transmission du coup est plus directe dans l'axe de percussion, le cerveau se trouve plus fortement lancé contre l'appareil.

Ce graphique nous prouve une fois de plus que le soulèvement de la paroi ne se fait pas en un seul point, du côté opposé au coup, mais sur toute la voûte, sauf au point frappé.

Vous avons obtenu le tracé (fig. 64) en frappant à la région temporale gauche sur une tige d'acier tranchante. Le choc fut brusque

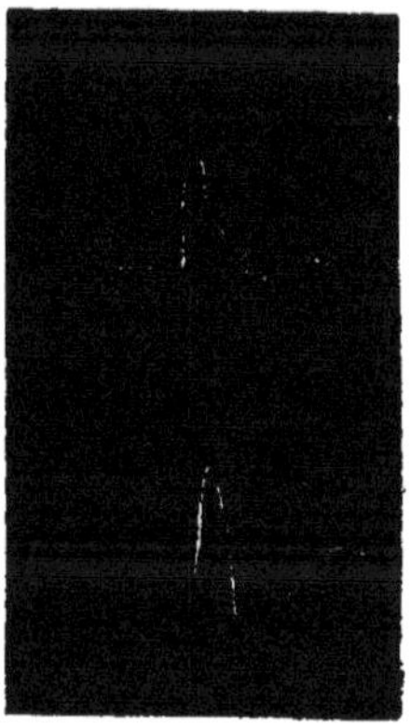

Fig. 64.

et violent et la tige entra dans le crâne aussitôt. On remarquera que dans ce tracé l'oscillation négative, indice du soulèvement crânien, est à peine marquée, tandis que le choc cérébral est très accentué.

Donc, la fracture du crâne empêche ou diminue notablement l'arc de soulèvement et l'excès de pression intracérébrale, est transmis immédiatement, presque comme s'il s'agissait d'un liquide.

EXPÉRIENCE XIII.

2 août. C'est la répétition de l'expérience XI sur un crâne humain frais qu'a bien voulu nous procurer notre ami M. Morestin, prosecteur de la Faculté.

Les tracés que nous avons obtenus sont identiques à ceux de l'expérience XI.

EXPÉRIENCE XIV.

Des traumatismes par armes à feu.

Nous rangeons dans un seul groupe les résultats que nous avons obtenus à la suite des expériences VI, VII, VIII et IX. Tous les chiens ayant servi à ces expériences ont été achevés avec une balle de revolver ordinaire de 7 millimètres. Le coup était tiré presque à bout portant dans l'oreille, le canon dirigé un peu en avant.

Nous n'avons obtenu qu'un seul tracé à peu près présentable (fig. 65) car, dès que la balle pénétrait dans le crâne, nos appa-

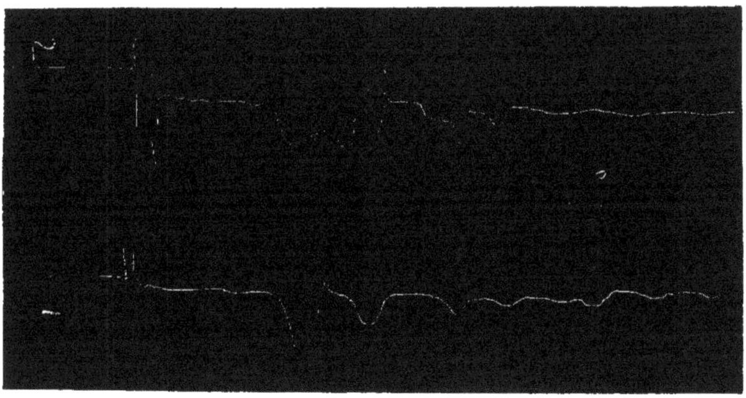

Fig. 65.

reils sautaient, du côté du choc comme du côté opposé.

Mais chaque fois, — c'est là un point important, — nous constations que la membrane en caoutchouc de nos tambours portait exactement à son centre, un trou arrondi, taillé comme à l'emporte-pièce, ressemblant à la piqûre d'une épingle (fig. 66).

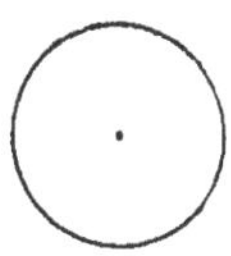

Fig. 66.

En même temps, nous constations que le tube destiné à supporter le caoutchouc contenait de la pulpe cérébrale en bouillie. Il nous était dès lors facile d'expliquer ce qui survenait.

Lorsque la balle pénétrait dans le crâne, l'excès de pression se trouvait réparti dans tous les sens — les corps mous comme le cerveau pouvant être presque assimilés aux liquides au point de vue physique — et la matière cérébrale déprimait la membrane du tambour qui se tendait au maximum, puis se coupait sur l'orifice du tube (fig. 67) comme à l'emporte-pièce. C'est alors que la matière cérébrale était projetée et que l'excès de

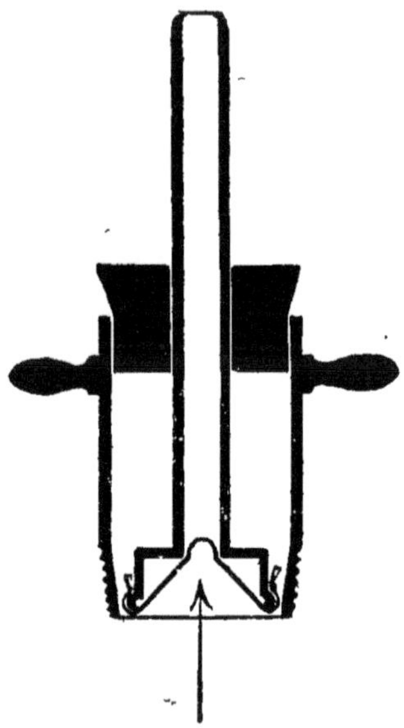

Fig. 67.

pression faisait sauter notre appareil. Si le trou que nous constations sur toutes nos membranes était petit comme une piqûre d'épingle, et non pas du diamètre du tube, c'est que, lorsqu'il se produisait, la membrane était tendue. De sorte que la différence entre les deux circonférences mesurait la différence de tension de la membrane.

Nous donnons ici un de nos tracés de blessure du cerveau par armes à feu (fig. 65).

La balle était tirée du côté gauche (tracé n°2). Du côté opposé, le soulèvement de la paroi est à peine marqué, comme dans la fig. 64). Nous lui donnons la même interprétation.

La première oscillation mesure seule le choc du cerveau contre la paroi. La deuxième partie (rectiligne) indique la durée de la chute de notre appareil et la troisième (avec grandes oscillations) l'ébranlement de la membrane au moment de la chute à terre.

Ce graphique est du au chien de l'expérience VII.

3° Durée des chocs.

Avant de tirer des conclusions de ces faits, nous donnerons quelques chiffres mesurant la durée des tracés dans nos principales expériences. La seconde est prise pour unité. Nous avons déjà dit que le retard entre le point de départ du tracé du côté du choc et celui du contre-coup étaitde 0,0019 environ (près de deux millièmes de seconde). Nous n'y reviendrons pas.

C'est d'après la même formule que nous avons obtenu les résultats suivants.

Dans le choc direct, nous avons pris la moyenne de tous nos tracés. Nous avons vu ainsi que la première oscillation (choc du crâne contre le cerveau au cône de dépression) durait 0,005.636 en moyenne (soit environ un peu plus d'un demi-centième de seconde). La plupart des chiffres correspondant à la durée de ce tracé, s'écartent peu du chiffre que nous indiquons. Les oscillations suivantes dans le tracé du choc direct sont plus irrégulières, mais d'une durée plus longue.

Les tracés du choc indirect nous donnent aussi des résultats comparables entre eux. La première oscillation négative, celle qui correspond au soulèvement de la paroi, dure en moyenne 0,002645 (soit un quart de centième de seconde environ). Sa durée est toujours très petite, de quelques millièmes de seconde à peine. L'oscillation positive qui la suit (choc du cerveau contre la paroi) est plus longue. Elle nous donne en moyenne 0,007181 (soit un peu plus d'un demi-centième de seconde). Elle ne diffère que de très peu de l'oscillation positive du choc direct (1 millième et demi de seconde environ). Aussi est-ce une nouvelle preuve qu'ils sont dus tous deux à une même cause. Dans le choc indirect, la durée du soulèvement de la paroi est environ 3 fois moindre que l'oscillation positive du choc cérébral. C'est là un fait constant dans tout nos tracés.

Ces chiffres sont obtenus dans les chocs transmis d'un côté à l'autre, la tête étant maintenue droite.

Voici la durée moyenne des oscillations des tracés que nous avons eus dans d'autres circonstances.

1° *La tête, reposant latéralement sur le plan de la table* (voyez (expérience VI, 1re partie).

Du côté du choc. Première oscillation positive = 0,005.

Côté appuyé sur la table : 1° Soulèvement négatif à peine sensible (visible à la loupe).

2° Oscillation positive = 0,0075.

2° *Tête placée latéralement mais libre.* Choc de haut en bas (expérience VI, 2e partie).

Du côté du choc. Première oscillation positive = 0,0029545.

Du côté opposé. Soulèvement de la paroi = 0,001136.

Choc du cerveau = 0,00909.

Même expérience, mais choc de bas en haut (expérience VI. 3e partie).

Du côté du choc. Première oscillation positive = 0,006818.

Du côté opposé. Soulèvement de la paroi = 0,002045.

Choc du cerveau = 0,0025.

3° Dans les expériences faites avec *notre petit manomètre placé dans la scissure hémisphérique*, nous avons obtenu des durées semblables à celles de nos premières expériences avec le tambour.

Lorsque le choc était porté près de l'appareil (expérience IX, 1re partie), la durée de la première oscillation de notre tracé était de 0,005909, chiffre absolument comparable à celui du choc direct (0,005636).

Lorsque le choc était porté à distance (expérience IX, 2e, 3e et 4e partie) nous avions :

1° Soulèvement de la paroi, = 0,002727.

2° Choc cérébral = 0,006287.

Ces durées sont encore absolument comparables à celles du choc indirect (0,002645 et 0,007181).

Ces chiffres sont intéressants à noter, car ils nous montrent que, si la durée des oscillations varie d'une oscillation à l'autre, elle est semblable, à quelques millièmes de seconde près, pour les mêmes parties, dans les tracés d'une même expérience.

En outre elle nous donne une nouvelle preuve pour établir que certaines parties de nos tracés, analogues comme durée, ont une même cause (choc direct et première oscillation positive du choc indirect, par exemple).

CONCLUSIONS DE NOS EXPÉRIENCES.

Nos expériences démontrent donc que :

1° Dans le traumatisme crânien, il existe au point percuté un cône de dépression.

2° La paroi osseuse, déprimée en ce point, peut venir jusqu'au contact du cerveau et le contusionner, contrairement à l'opinion généralement admise.

3° Il existe dans tout le reste du crâne, au moment où se fait le cône de dépression, un soulèvement de la voûte formé d'arcs multiples allant du point percuté à un point quelconque de la base. Le maximum du soulèvement est au milieu de cet arc.

4° La réunion de tous ces points forme un ellipsoïde de soulèvement maximum de la paroi crânienne et non un cône, comme on le dit généralement.

5° Cet ellipsoïde sera complet ou incomplet, selon que le point percuté sera plus ou moins rapproché de la base du crâne. Son centre est le point de dépression maximum du cône de dépression si le coup est frappé normalement sur le milieu de la ligne médiane.

6° La contusion du cerveau par contre-coup est due à la projection du cerveau du côté opposé, contre la paroi. Il faut tenir compte ici des données anatomiques, des arêtes plus ou moins vives de la boîte osseuse qui, dans certains cas, pourront légèrement dévier le choc.

7° La théorie de l'aspiration du cerveau par la paroi crânienne formant ventouse (Duret) est fausse, puisque : 1° le cône de soulèvement n'existe pas; 2° nos tracés indiquent le choc cérébral plus grand que le soulèvement de la paroi. L'action la plus forte produira les lésions les plus étendues.

8° Dans les fractures et les plaies pénétrantes par armes à feu, le soulèvement de la paroi crânienne est à son minimum et le choc cérébral à son maximum.

9° Nous ne nions pas le rôle du liquide céphalo-rachidien. Duret en a donné des preuve irréfutables dans de nombreuses expériences ; mais son action, dans le choc brusque et violent, n'est que secondaire. D'ailleurs, cette théorie n'explique pas tous les faits, comme nous le verrons plus loin.

10° Il faut admettre aussi que la pression intracrânienne se fait sentir sur les vaisseaux, comme dans tous les organes contenus dans la boîte osseuse. De sorte que, dans les ruptures vasculaires périphériques ou interstitielles, il y a rupture par exagération de pression dans le vaisseau, plutôt que par excès de pression dans le liquide céphalo-rachidien, qui le baigne. La solution de continuité se ferait pour nous de dedans en dehors et non de dehors en dedans (Duret).

11° Ceci explique qu'il y ait souvent, après un traumatisme, des dilatations ampullaires des vaisseaux, sans rupture, ainsi que Duret lui-même l'a signalé.

12° Ces mouvements de translation du cerveau seraient impossibles, si les liquides ne pouvaient fuir hors du crâne. Mais le sang et le liquide céphalo-rachidien peuvent s'échapper et permettre ainsi les mouvements qu'indiquent nos graphiques.

Comme appendice à notre thèse, il nous reste à voir si les faits cliniques concordent avec nos expériences. C'est ce que nous allons faire dans la troisième partie.

III

FAITS CLINIQUES

Nous n'avons pas l'intention de rapporter ici un grand nombre de cas de contusion cérébrale. Nous n'en citerons que quelques-uns. Nous tenons uniquement à démontrer que si tous peuvent être expliqués par nos expériences, quelques-uns ne sauraient être compris par aucune autre théorie.

Les observations que nous donnons sont donc surtout des preuves cliniques, venant corroborer ce que nous avons établi précédemment.

Quels sont les points où, cliniquement, on rencontre la contusion cérébrale?

Dans la contusion directe, la plaie cérébrale siège, par définition, au point d'application du traumatisme. Nous avons prouvé que, *même lorsqu'il n'y a pas fracture*, les lésions sont dues au choc de la paroi crânienne contre le cerveau.

Nous devons faire remarquer qu'il existe un double mécanisme de contusion directe. Dans un premier cas, le sujet étant immobile reçoit un coup sur le crâne, la paroi de celui-ci se déprime et blesse le cerveau. D'autres fois, au contraire, il y a, au moment du choc, à la fois dépression de la paroi au point où celle-ci touche le sol, et translation du cerveau par la vitesse acquise au-devant du cône de dépression osseux ; par exemple lorsqu'un malade a été précipité sur la tête depuis un lieu élevé. Il y a ici une double cause de contusion cérébrale directe. Mais, par contre, comme nous le verrons plus loin, bien que la pression intracrânienne soit plus forte, la contusion indirecte peut manquer.

Avant de nous occuper des faits de contusion indirecte proprement dits, nous signalerons l'existence d'observations nombreuses décrites sous cette rubrique et qui ne sont en réalité que des cas de contusion directe double, qu'on pourrait appeler *contusion directe bipolaire*. Lorsque, par exemple, un traumatisme porte sur un des côtés du crâne, l'autre étant appuyé sur un plan résistant (voyez notre expérience VI, première partie).

On pourrait en rapprocher les faits dans lesquels un choc porté sur un côté du crâne projette la tête contre un plan rigide, — un mur par exemple, — bien que le crâne n'y appuie pas au moment où le coup est porté. En voici une observation que nous avons pu recueillir pendant notre année d'internat à la Charité.

OBSERVATION I (personnelle).

Contusion bipolaire directe du cerveau avec fracture du crâne.

Étant de garde, on nous amène le nommé L..., âgé de 40 ans. Il est dans le coma, avec respiration stertoreuse, et présente une plaie du cuir chevelu à bords légèrement contus, à la région pariétale droite. A gauche, il présente une plaie moins nette, avec contusion plus manifeste, vers la région fronto-pariétale. Écoulement de sang par le nez.

Les personnes qui l'apportent à l'hôpital racontent que, dans une dispute, il a reçu un coup de bâton du côté droit, et qu'il est tombé la tête sur le bord du trottoir. C'est le côté gauche qui alors a porté.

Après avoir rasé complètement le cuir chevelu, nous désinfectons les plaies à la solution d'acide phénique à 20 0/0. Pansement phéniqué humide. Le malade meurt le lendemain de son entrée à l'hôpital.

A l'autopsie, on constate une fracture du crâne partant de la plaie superficielle située à gauche (chute sur le bord du trottoir) et irradiée à l'étage moyen du crâne, Épanchement de sang assez notable au-dessous de la dure-mère, au niveau du choc.

Du côté du cerveau; 1° à droite, contusion peu étendue (une pièce de 1 franc) vers l'union du tiers moyen et du tiers supérieur du sillon de Rolando ; 2° à gauche, contusion profonde et étendue (pièce de 5 francs) siégeant vers la partie postérieure de la 3e circonvolution frontale. Le cerveau est en ce point réduit en une bouillie rougeâtre.

On a souvent décrit des cas de ce genre comme des observations de contusion cérébrale indirecte, en prenant comme lésions dues au choc (contusion directe), celles qui siégeaient du côté où les parties molles étaient le plus atteintes.

Quant à la contusion indirecte du cerveau proprement dite, lorsque le traumatisme est dirigé d'un point de la voûte à un autre point de la voûte, lorsque l'encéphale ne rencontre dans son trajet aucun point osseux, aucune arête qui le blesse, elle siège exactement au point opposé de l'axe de percussion. Von Bergman a signalé ces faits. Vibert, dans son traité de médecine légale, en donne une figure très nette. En voici un exemple rapporté récemment par M. Cassaët, professeur agrégé à la Faculté de Bordeaux (1).

Observation II.

Contusion indirecte du crâne sans fracture. — Trépanation.

Un enfant, qui ne présentait point de fracture au siège de la contusion, fut trépané dans la région psycho-motrice droite, en raison d'accidents épileptiformes gauches développés après une contusion de la bosse frontale de ce côté. L'épilepsie jaksonienne était donc homonyme et non superposable à la contusion crânienne. L'existence de la lésion cérébrale, par choc en retour, fut cependant constatée après la trépanation et consistait dans un œdème de la pulpe que cinq couronnes de trépan permirent de circonscrire. Cet œdème disparut par simple massage de la substance cérébrale et les attaques d'épilepsie, qui s'étaient élevées jusqu'à 59 par jour, cessèrent au bout d'une semaine environ. Cinq mois après, elles se reproduisirent et M. Cassaët crut devoir les rapporter à des adhérences de l'écorce avec la face profonde du lambeau cruenté. Une seconde trépanation prouva l'exactitude de ce diagnostic et permit de sectionner des brides fibreuses, très résistantes, de plusieurs millimètres d'épaisseur. Cette seconde intervention fut encore suivie de la cessation des accidents, mais ceux-ci se renouvelèrent quelques semaines après et probablement pour le même motif. Depuis, le malade n'a pas été revu.

Le cerveau peut encore être lésé dans ces mouvements de

---

(1) Cassaet. Bulletins de la Société d'anat. et de physiol. de Bordeaux, 1893. *Journal de méd. de Bordeaux*, 1893.

translation sur les arêtes que présente la face interne du crâne, au niveau des arêtes de séparation des divers étages Nous avons eu deux fois l'occasion d'observer des faits de ce genre qui ne doivent pas être exceptionnels. Voici nos deux observations :

Observation III (personnelle).

Fracture du crâne, épanchement sanguin sous-dure-mérien abondant. Contusions multiples du cerveau.

La nommée B..., âgée de 65 ans, marchande de journaux, entre le 23 juin 1892, à l'hôpital de la Charité, salle Gosselin, lit 13.

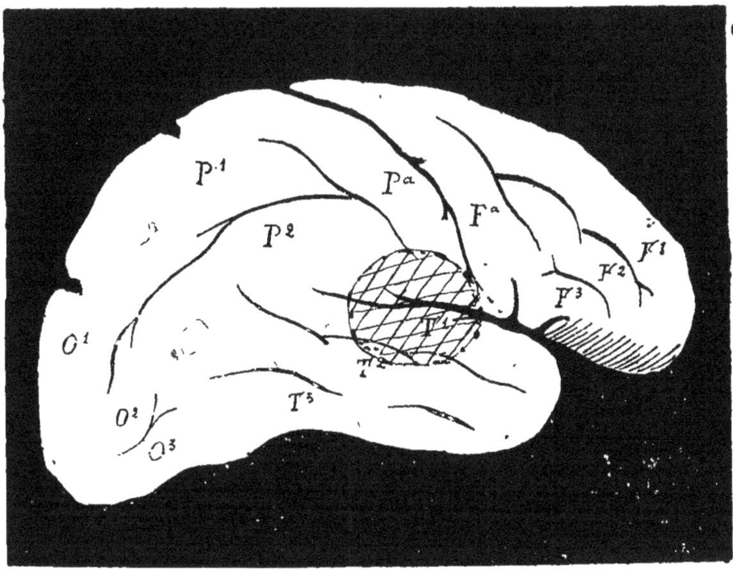

Fig. 68.

Elle est dans un état comateux profond avec otorrhagie. Les personnes qui l'ont amenée racontent qu'en montant les escaliers elle a fait une chute et est tombée sur le côté droit de la tête.

Entrée dans la nuit du 23 juin, elle meurt le 24 au matin, avant la visite, par conséquent avant que nous ne l'ayons vue.

Autopsie le 25 juin. Vaste ecchymose sur toute la région pariétale droite. Toutes les parties molles jusqu'au péricrâne sont infiltrées de sang.

L'os sous-jacent présentait une fracture comminutive de la voûte du crâne dans la région pariétale droite. De là partait un premier

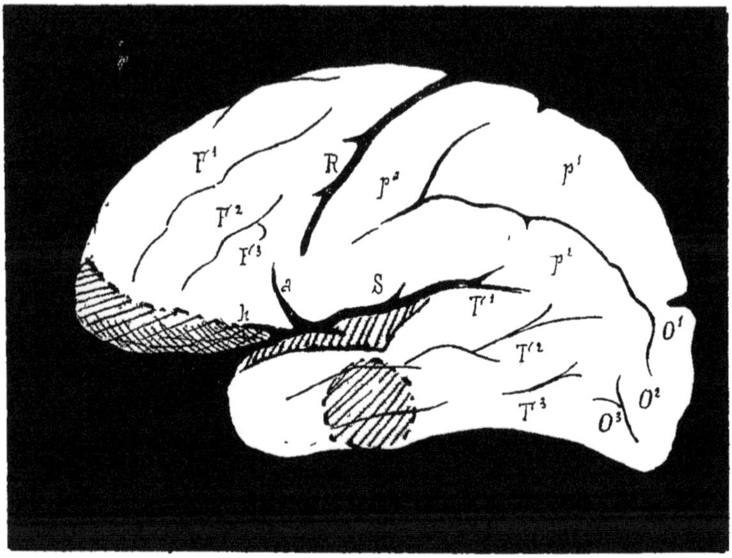

Fig. 69.

trait de fracture circonscrivant la crête de la fosse temporale du pariétal. En arrière, elle se dirigeait vers la suture lambdoïde sans l'atteindre.

A un travers de doigt au-dessous de ce trait de fracture, il en existe un second qui lui est parallèle, qui se recourbe en arrière et vient le rejoindre près de la bosse pariétale. Ils sont d'ailleurs réunis l'un à l'autre par de nombreux traits secondaires.

En avant, le premier trait de fracture suit juste la crète de séparation de l'étage supérieur et de l'étage moyen du crâne (apoph. d'Ingrassias). L'inférieur suit, dans la fosse moyenne, le bord antérieur des grandes ailes du sphénoïde. Il joint le précédent au niveau de l'apophyse clinoïde antérieure droite. De là, le trait unique se porte en arrière, dans la gouttière optique, puis se dirige en avant, suivant le bord externe du canal optique droit.

Au-dessous du crâne, épanchement sanguin considérable sous-dure-mérien au niveau du ptérion. Le caillot pèse 60 grammes. Au-dessous de lui, la dure-mère est normale. Cette hémorrhagie provient de l'artère méningée moyenne qui a été sectionnée au niveau du bord supérieur de l'écaille du temporal, à l'extrémité inférieure d'un trait de fracture de deuxième ordre reliant entre eux les deux fissures parallèles à la crête temporale du pariétal.

Au-dessous de l'épanchement, le cerveau est déprimé, mais sain (fig. 68).

Du côté gauche, au contraire, il y a contusion en trois points. (fig. 69.)

1° Au niveau de la face externe du lobe temporo-sphénoïdal, on

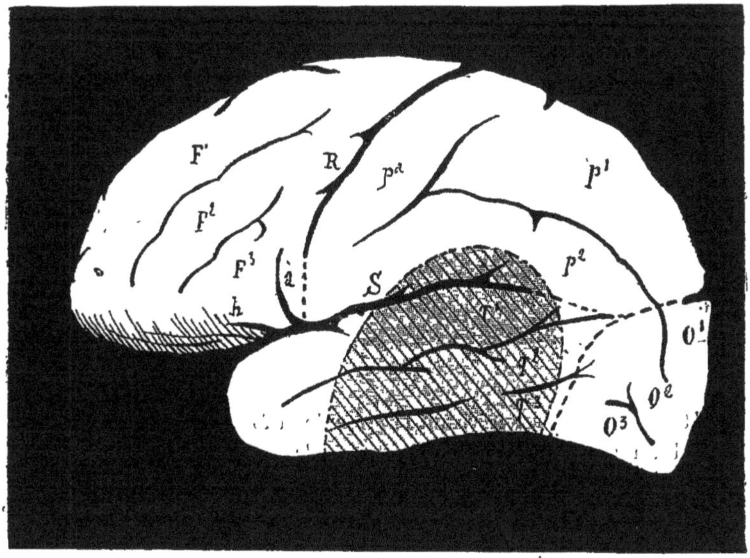

Fig. 70.

voit une surface de contusion légère, du volume d'une pièce de un franc.

2° Sur toute la région antérieure du lobe sphénoïdal gauche, on voit une zône contuse allongée, tout le long de la scissure de Sylvius et correspondant aux petites ailes du sphénoïde. La lésion dessine assez bien leurs formes.

3° A la partie antérieure et inférieure du lobe frontal gauche, le cerveau est contus sur l'étendue d'une pièce de cinq francs.

En ces deux derniers points, le cerveau est méconnaissable et transformé en une bouillie rougeâtre, sur une grande épaisseur.

Il y a un épanchement sanguin notable dans la gaîne du nerf optique droit.

Observation IV (personnelle).

Fracture du crâne avec contusion directe et indirecte du cerveau, cette dernière siégeant sur les deux lèvres de la scissure de Sylvius.

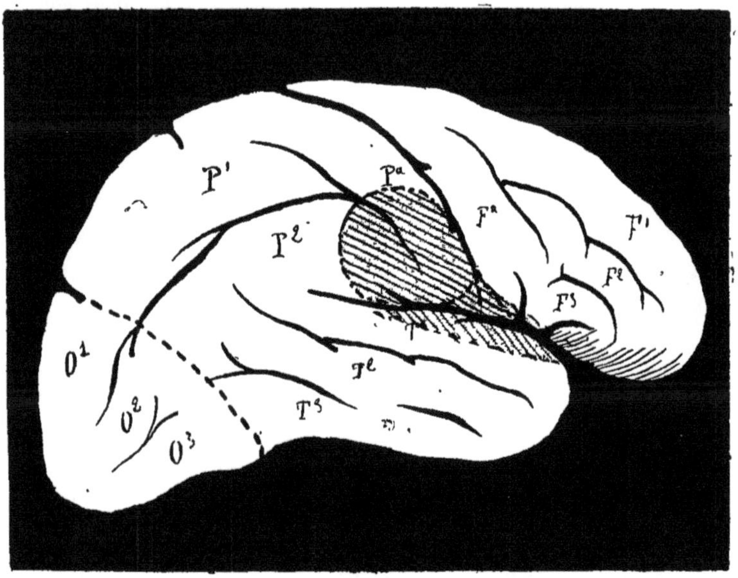

Fig. 71.

L..., 49 ans, est apporté à l'Hôtel-Dieu, le 10 mars 1894, dans le coma. Les personnes qui l'amènent racontent qu'il a fait une chute dans un escalier sur le pariétal gauche.

On constate, en effet, à ce niveau, une fracture comminutive, avec plaie contuse des téguments. La région est rasée et antiseptisée.

Le malade meurt quelques heures après son entrée.

A l'autopsie, le 13 mars, on trouve une fracture, irradiée à la voûte et à l'étage moyen, dont le point de départ est à la région temporo-pariétale gauche.

Suffusion sanguine sous-arachnoïdienne partant du point frappé.

Le cerveau est contus sur plusieurs endroits.

1° Au siège même du traumatisme (fig. 70), contusion directe au troisième degré, de la largeur d'une pièce de 5 francs, comprenant le milieu de la face externe du lobe sphénoïdal et empiétant de 3 centimètres sur la face inférieure.

2° Du côté opposé, contusion indirecte au troisième degré, de la largeur d'une pièce de 2 francs, comprenant tout le pied de la pariétale ascendante et bordant supérieurement et inférieurement la scissure de Sylvius. Il est certain que dans ce cas l'encéphale a été lésé au niveau de l'arête qui sépare l'étage moyen de l'étage supérieur. D'autant mieux que la contusion s'étend à plusieurs centimètres à l'intérieur de la scissure de Sylvius (fig. 71).

3° On trouve, en outre, une ecchymose dans la scissure interhémisphérique, au niveau du cuneus gauche et dans l'axe de la per-

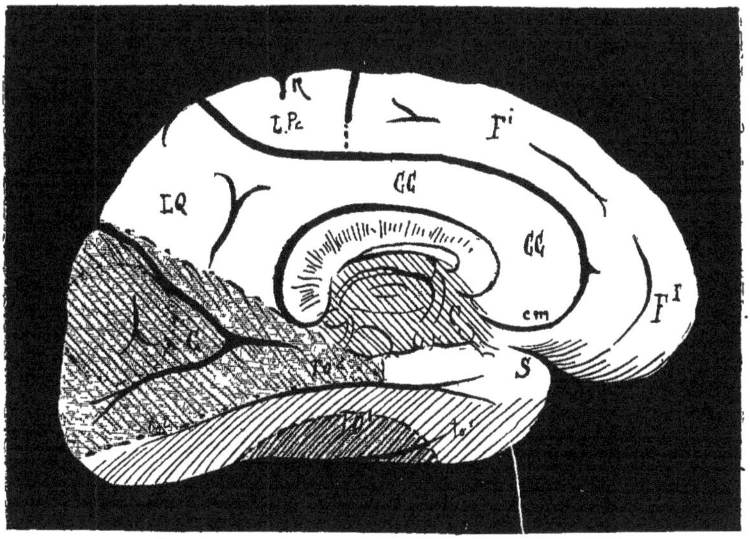

Fig. 72.

cussion, c'est-à-dire entre les deux points contusionnés. Cette ecchymose mesure dix centimètres d'étendue environ (fig. 72).

A la coupe, le cerveau n'offre rien de particulier à noter.

Souvent aussi les lésions de la contusion cérébrale indirecte siègent au niveau d'une des extrémités de l'encéphale (cornes frontales, occipitales et surtout sphénoïdales).

Le traumatisme indirect des cornes frontales s'observe surtout lorsque le choc est dirigé d'arrière en avant. Le cerveau s'enfonce alors comme un coin dans cet espace, en forme de pyramide triangulaire, limité, par l'écaille du frontal, le plafond de l'orbite, la faux du cerveau et l'apophyse crista galli. Ces faits sont assez rares.

Le choc vient-il d'avant en arrière? On pourra rencontrer la contusion cérébrale vers les cornes occipitales, ou vers le bulbe ou le cervelet. Le mécanisme est analogue. Dans ce cas, si c'est la corne occipitale qui est blessée,c'est qu'elle s'est trouvé pressée entre la tente du cervelet, à son point d'insertion et la fosse cérébrale de l'occipital.

Si le choc est dirigé latéralement en bas, ce seront les cornes sphénoïdales du côté opposé qui se contusionneront par le même mécanisme. Ces faits sont très fréquents.

Peut-être ici pourrait-on faire intervenir l'action du choc céphalo-rachidien. Il est possible, en effet, que l'excès de pression que subit au moment du traumatisme le liquide ventriculaire contribue à lancer les pointes cérébrales contre la paroi osseuse.

Nous devons ajouter également que les lésions sont surtout fréquentes inférieurement, c'est-à-dire aux points où le cerveau est en contact intime avec le crâne, aux endroits sur lesquels l'encéphale se moule, ainsi que l'a fait remarquer le professeur Sappey.

Les lésions du bulbe et du cervelet méritent une autre interprétation. Le bulbe et l'isthme de l'encéphale sont en effet solidement maintenus à la base du crâne par les nerfs, les vaisseaux et les méninges. Or, si, dans un traumatisme un peu violent, le cerveau se déplace, il en résultera des déchirures au niveau des points les moins résistants du cerveau, c'est-à-dire vers la suture pétro-sphénoïdale. Ces lésions sont fréquentes et Duret leur consacre une partie de sa thèse, mais l'interprétation qu'il en donne diffère de la nôtre, comme nous l'avons vu.

Voici une observation intéressante de à notre ami M. Binaud (1) chirurgien des hôpitaux de Bordeaux. On y verra que les lésions et la direction du traumatisme concordent avec nos résultats.

Observation V.

Chute sur l'os pariétal droit. — Contusion directe et indirecte du cerveau.

Le cerveau que nous vous présentons est celui d'un homme entré dans le service de M. le professeur Demons, salle 18, lit 22, le 9 novembre 1893, à la suite d'une chute sur la tête.

Il s'agit d'un boulanger, âgé de 56 ans, qui, étant en état d'ivresse, avait dégringolé à la renverse une quinzaine de marches d'escalier et avait été amené à l'hôpital dans le coma. Cet état persista jusqu'au 20 novembre au soir, époque à laquelle la mort est survenue; la trépantion, pratiquée dans la matinée du même jour par M. le professeur Demons, avait permis l'évacuation d'un épanchement sanguin sous-dure-mérien.

Les présentateurs ne désirent appeler l'attention de la Société que sur les considérations anatomiques auxquelles donnent lieu le pièces provenant de l'autopsie.

Le traumatisme, dirigé d'arrière en avant et de droite à gauche, avait porté sur la bosse pariétale droite ; on ne constata à ce niveau qu'une plaie contuse du cuir chevelu, sans trace de fracture, bien qu'une large incision ait permis une exploration très étendue.

L'autopsie a été pratiquée vingt-quatre heures après la mort. Incision des téguments du crâne selon la ligne bi-auriculaire passant par le vertex ; les deux lambeaux sont rabattus en avant et en arrière.

La région temporale gauche est le siège d'une extravasion sanguine, conséquence de la section du muscle temporal au cours de la trépanation. On trouve, en outre, une suffusion sanguine située entre le péricrâne et les téguments au niveau où a porté le traumatisme lors de la chute, c'est-à-dire dans la région du pariétal droit et d'une partie de l'occipital. Cette suffusion ne dépasse pas la suture sagittale, où elle est toutefois particulièrement marquée.

Avec les plus grandes précautions, on détache d'un trait de scie

(1) W. Binaud et Bousquet. *Bulletins de la Société d'anat. et de physiol. de Bordeaux*, 1893 et *Journal de médecine de Bordeaux*, 1893.

la calotte crânienne selon un plan horizontal passant, en avant, au-dessus des bosses frontales, en arrière, au niveau de la protubérance.

La calotte une fois enlevée, on constate que la moitié latérale gauche de la dure-mère est complètement décolée de l'os sus-jacent dans sa moitié antérieure, tandis qu'elle est adhérente dans tout le reste de l'étendue de la voûte; toute la convexité de l'hémisphère gauche est couverte d'une nappe sanguine, renfermant de nombreux caillots cruoriques et dont la quantité peut être évaluée à 150 grammes environ. Cet épanchement sanguin est particulièrement abondant au niveau du lobe temporo-sphénoïdal gauche.

Tout l'hémisphère droit, au contraire, est blanc et d'aspect normal.

Le cerveau est enlevé selon le procédé ordinaire; on examine alors les différentes régions du crâne et l'on constate qu'il y a absence totale de fracture ou même de fêlure, aussi bien sur la voûte que sur la base, sur le point traumatisé que sur le côté opposé. Cet examen est fait avant et après que la dure-mère a été complètement détachée. Chemin faisant, il est facile de voir que l'artère méningée et ses branches n'ont pas été lésées et que, par conséquent, il ne faut pas attribuer à sa lésion, l'hémorrhagie abondante qui s'est faite sur toute la surface du cerveau gauche.

Examen du cerveau. — Hémisphère droit absolument normal.

Hémisphère gauche : avec un petit filet d'eau, on détache prudemment les nombreux caillots répandus à la surface des circonvolutions et voici alors les lésions que l'on constate; elles sont au nombre de deux.

L'une est située sur la troisième circonvolution frontale, au niveau de la branche descendante antérieure de l'M qui constitue cette troisième frontale. La substance cérébrale à ce niveau est ramollie superficiellement, de couleur blanc noirâtre; cette lésion superficielle a les dimensions d'une pièce de cinquante centimes environ. Il existe là une tache présentant un piqueté hémorragique qui répond à ce que les auteurs classiques désignent sous le nom de *sablé* et qui est la caractéristique du premier degré de la contusion cérébrale.

Le pied de la troisième circonvolution frontale est absolument intact.

La deuxième lésion intéresse le lobe temporo-sphénoïdal gauche. La première circonvolution temporo-sphénoïdale est relativement épargnée; seule, son extrémité antérieure est ramollie, d'un rouge violacé et cela très profondément; le centre ovale est intéressé sur une profondeur d'un centimètre environ. La deuxième et la troisième circonvolution temporo-sphénoïdales ont subi une véritable attrition; elles sont d'un brun rougeâtre, criblées d'anfractuosités irrégulières dans lesquelles stagne un liquide hématique, mélangé de pulpe cérébrale. Ces cavités hématiques ont creusé comme des cryptes au-dessous de l'écorce, qui est çà et là déchiquetée en lamelles minces. Ce foyer de contusion cérébrale mesure 6 centimètres dans le diamètre antéro-postérieur et 45 millimètres en hauteur; il est bien limité et c'est à peine si on trouve une bordure irrégulière d'un demi-centimètre environ, au niveau de laquelle le cerveau est congestionné, un peu plus mou qu'à l'état normal.

Les autres parties de cet hémisphère sont tout à fait normales.

Les ganglions du cerveau et les ventricules, ainsi que le bulbe, sont indemnes.

Rien à signaler dans les différents appareils circulatoire, digestif, et urinaires. Le poumon gauche est sain, mais le poumon droit présente des adhérences pleurales nombreuses et est le siège, à sa base, d'un foyer de pneumonie.

La direction du traumatisme en bas et en avant explique la localisation de ces lésions.

Il existe encore toute une série de faits inexplicables jusqu'ici dans lesquels il n'y a ni soulèvement ni dépression osseuse dans la boîte crânienne et dans lesquels cependant il y a des lésions du cerveau. Ces cas sont rares il est vrai ; mais il en est d'incontestables. Telle est par exemple l'observation suivante rapportée très résumée dans le *Traité de médecine légale de Vibert.*

Observation VI.

Commotion cérébrale grave consécutive à l'arrêt brusque d'un cavalier lancé au grand trot. Aucun choc sur le crâne.

Nous connaissons aussi un officier qui a eu une commotion cérébrale très grave dans les circonstances suivantes : il se trouvait sur un cheval lancé au grand trot, quand l'animal s'arrêta brusquement; l'officier, qui était habile cavalier, fit un effort énergique pour se maintenir en selle; il y réussit, mais perdit immédiatement connaissance; toutefois, il ne tomba pas de suite et sa chute fut amortie par des personnes qui lui portèrent secours de sorte que la commotion ne devait pas être attribuée à cette chute, mais ne pouvait s'expliquer que par l'ébranlement que l'arrêt brusque du corps avait communiqué au cerveau.

On a rencontré des cas analogues dans les accidents de chemin de fer. On doit les distinguer des faits d'hystéro-traumatismes qui se développent dans les mêmes circonstances.

Il est impossible d'expliquer ces observations si on admet l'immobilité absolue du cerveau dans la boîte crânienne.

On sait que les lésions des nerfs crâniens ne sont pas exceptionnelles dans les traumatismes cérébraux. Quelquefois on trouve leur explication dans une fracture voisine. Notre observation II en est un exemple. Notre maître, le professeur Panas, a démontré l'existence de la fracture d'une petite portion du rocher dans les paralysies du moteur oculaire externe, après fracture du crâne. Récemment Nélaton et Genouville corroboraient ces faits dans les *Archives d'ophtalmologie*. Ce ne sont point ces cas dont nous nous occuperons.

Dans certaines observations, en effet, il y a véritable arrachement du nerf. Celui-ci est contusionné profondément, réduit en bouillie, quelquefois rompu. Duret dans son expérience XIV en cite un cas intéressant. Le voici :

Coup sur le devant de la tête. — Hémorrhagie péribulbaire antérieure, arrachement des pneumogastriques. — Exp. XIV de Duret, Chienne ratière bronzée, vieille.

Avant le traumatisme : P., 120; R., 32 (agitée); T. r., 39°,2.

On fait une incision cruciale, à la peau du crâne, à gauche, région antérieure; l'os étant dénudé, on applique sur lui, une tige de fer de 20 centimètres de long et de 2 centimètres carrés, par l'extrémité en contact avec le crâne. On donne un coup de marteau assez violent sur la tige de fer ainsi disposée; rien ne survient. Second coup de marteau. En touchant avec le doigt, on sent qu'une rondelle du crâne est défoncée.

Autopsie. — Large enfoncement de la voûte du crâne, dans son tiers antérieur. Diamètre de l'esquille enfoncée : diamètre antéro-postérieur, 3 centimètres; diamètre transversal, 2 centimètres. Le fragment fait une saillie d'environ 1 centimètre à l'intérieur du crâne. Il est parfaitement plan et n'a pas déchiré la dure-mère qui est intacte à son niveau.

Dure-mère. — Ni perforée, ni congestionnée. Pas de sang entre les os et cette membrane.

Cavité arachnoïdienne. — Pas de sang dans la cavité arachnoïdienne.

Hémisphères. — *A gauche,* l'esquille déprimée correspond au gyrus sygmoïde, qu'elle recouvre en entier, et dépasse d'un tiers de son diamètre en arrière. La substance nerveuse ne paraît pas affaissée au niveau de la partie défoncée : à peine trouve-t-on quelques sugillations, en ce point, dans la pie-mère. Mais presque partout, sur cet hémisphère, comme sur celui du côté opposé, les sillons situés entre les circonvolutions sont dessinés par des *lignes sanglantes,* qui persistent après le lavage ; car le sang est situé sous l'arachnoïde. *A droite,* sillons sanglants.

Bulbe et protubérance. — Caillot sous la pie-mère, au niveau de la face antérieure de la protubérance et du bulbe, s'étendant en dehors jusqu'aux origines et *jusqu'aux filets radiculaires des nerfs pneumogastriques,* qui des deux côtés *ont été arrachés et détruits.*

Pour Duret, la contusion nerveuse est produite par la pression du liquide céphalo-rachidien. Mais si on se souvient que les pressions des liquides sont proportionnelles à la surface sur laquelle ils agissent, on se rendra compte de la pression énorme qui serait nécessaire pour produire de telles lésions sur des cordons nerveux.

Aussi interprétons-nous ces faits plus simplement par la contusion directe du nerf au niveau d'une arête osseuse, en même temps que par son tiraillement dans les mouvements du cerveau.

Avec la théorie de Duret, comment expliquera-t-on les cas de commotion ou de contusion cérébrale à la suite de chute sur les pieds, sur les genoux, sur le siège, sur le menton. Il n'y a plus ici de cône de dépression. D'autre part, si le cerveau était immobile, il ne saurait être lésé et la pression du liquide céphalo-rachidien resterait la même. Donc le traumatisme serait impossible. Or, il en existe des observations nombreuses et incontestables.

Pour nous, dans les cas de ce genre, le cerveau vient lui-même se blesser contre la base du crâne, avec laquelle il est en contact intime. Les lésions seront d'autant plus graves que la chute sera plus rapide, puisqu'il s'agit uniquement d'une question de force vive.

C'est là une explication simple, conforme aux lois générales de la mécanique et aux tracés de nos expériences.

De même encore, si la théorie de Duret était vraie, dans les cas de précipitation sur la tête, les lésions de la base devraient être au maximum. Il y a, en effet, au moment du choc, un cône de dépression très marqué ; d'autre part dans la position la tête en bas, le liquide céphalo-rachidien est à son maximum de pression dans le crâne. Nous avons vu en outre que, pour le professeur Sappey, les trois quarts environ du liquide céphalo-rachidien sont répartis vers la voûte. Toutes les conditions semblent donc réunies ici pour qu'il y ait des lésions graves du bulbe et de la base du cerveau, s'il s'agissait de pressions sur des liquides. Cependant il n'en est rien bien souvent, comme dans le cas suivant rapporté par M. Princeteau, professeur agrégé à la Faculté de médecine de Bordeaux (1).

Observation VII.

Fracture du crâne par précipitation sur la tête sans lésions cérébrales au niveau de la base.

S..., chaudronnier de marine, âgé de 48 ans, était occupé sur le pont d'un navire lorsqu'il est tombé au fond de la cale la tête la première. Il a perdu connaissance et ne l'a plus reprise, du moins complètement, jusqu'à sa mort. Notre homme a été relevé et porté le soir même, 7 mars, à l'hôpital Saint-André où il a été placé salle 18, lit 27. L'interne de garde a constaté au niveau du vertex une plaie intéressant toute l'épaisseur du cuir chevelu et laissant couler une assez grande quantité de sang malgré un pansement provisoire ; il s'est occupé de nettoyer cette plaie, formée par deux solutions de continuité réunies à angle aigu et formant un

(1) Princeteau. *Soc. d'anat. et de physiol. de Bordeaux*, 1888, et *Journ. de méd. de Bordeaux*, 1888.

véritable lambeau triangulaire à sommet dirigé en avant et complètement détaché du crâne. Après s'être assuré avec le doigt que le crâne ne présentait point de fracture dans sa portion dénudée, il a soigneusement fait l'hémostase et la toilette de la plaie dont il a réuni les lèvres par quelques points de suture.

Voici ce qu'il nous a été permis de constater à son entrée dans le service :

Immobilité presque absolue; respiration calme et lente; pouls plein, régulier, battant 74 fois à la minute; température, 37°,6.

Pas d'ecchymose sous la conjonctive, ni en d'autres points de la face; pas la moindre trace d'otorragie. Les yeux sont grand ouverts et les paupières battent de temps à autre; la pupille est excessivement resserrée et le globe oculaire ne suit pas les mouvements de la lumière.

La percussion brusque, exercée sur les membres, provoque des mouvements réflexes assez accentués et l'excitation produite par un violent pincement amène quelques mouvements du côté de ces mêmes membres. Aucun bruit ne tire le malade de sa torpeur.

Le malade meurt le 17 au matin ayant toujours présenté un pouls et une respiration normaux.

Autopsie. — La plaie des téguments crâniens suppurait à peine, était légèrement blafarde. L'os sous-jacent examiné soigneusement, la rugine en main, ne nous a montré aucune trace de félure. Ce n'est que à 5 ou 6 centimètres en arrière de la plaie qui correspondait elle-même à la suture fronto-pariétale, que nous avons pu apercevoir le commencement de la lésion osseuse. En effet, à partir du milieu de la suture bipariétale vous remarquez une disjonction de ces deux os d'autant plus marquée que la soudure est complète dans toute la portion antérieure de cette suture. Cette disjonction se poursuit sur la face externe du crâne jusqu'à la pointe de l'occipital pour se continuer par un véritable trait de facture se dirigeant à gauche de la ligne médiane. La fracture se termine sur l'occipital lui-même et non loin du trou occipital, immédiatement en dehors de l'apophyse jugulaire de cet os. Examinée du côté de l'endocrâne, la fracture a bien la même direction. Elle traverse les fosses cérébrale postérieure et cérébelleuse, elle traverse aussi le sinus latéral gauche, non loin du pressoir d'Hérophile, et il existe à ce niveau un petit caillot sanguin du volume d'un haricot. Vous pouvez voir aussi, branchée sur le trait principal de la fracture, au niveau de l'angle de l'occipital du côté gauche, une fissure de la table interne seule, d'une longueur d'environ 3 centimètres. Les méninges ne présentaient rien de particulier. C'est à peine si l'on peut dire que les vaisseaux de la pie-mère sont plus gorgés qu'à l'état normal.

Le cerveau ne présente extérieurement que deux points malades et situés, tous les deux, au niveau des lobes occipitaux.

Le lobe occipital gauche présente tout près de sa pointe une tache noirâtre ecchymotique, de la largeur d'une pièce de cinquante centimes. Cette plaque contuse répond assez exactement, lorsque les parties osseuses sont remises en place, au petit caillot sanguin que nous avons signalé au niveau du sinus latéral gauche.

Le lobe occipital droit présente, sur sa face externe et non loin de sa pointe, une surface de la grandeur d'une pièce de deux francs qui se trouve déprimée et dépressible ; sa couleur est grisâtre, mais n'est pas aussi accentuée que celle de la feuille morte et sa consistance est molle. C'est là tout ce que l'examen le plus attentif peut faire découvrir à la surface du cerveau.

Je vais ouvrir les ventricules et faire des coupes des points intéressés par le traumatisme pour voir s'il n'existe pas d'autres lésions que celles apparentes et pour nous rendre compte de l'étendue de ces dernières. Il n'y a rien du côté du 4e ventricule ; rien du côté du bulbe ; pas plus que du côté du cervelet. Le ventricule moyen est indemne. Le ventricule latéral gauche aussi ; mais le ventricule latéral droit, dans toute sa corne occipitale, est converti en une véritable bouillie, au milieu de laquelle l'ergot de Morand a absolument disparu et dans laquelle on peut voir un caillot sanguin formé d'une bouillie noirâtre du volume d'une grosse noisette.

La lésion superficielle du lobe occipital gauche s'étend peu en profondeur, comme vous le voyez à la coupe. C'est un petit foyer hémorrhagique de la grosseur d'un fève qui a refoulé autour de lui la substance nerveuse sans l'altérer profondément. Le rocher du côté droit, que nous avons sculpté pour chercher à nous rendre compte de la suppuration que nous avions observée, ne nous a montré que la présence du pus dans les cellules mastoïdiennes.

Cette observation fait en quelque sorte le pendant de quelques-unes de nos expériences. Nos tracés nous ont montré, en effet, que dans le traumatisme de bas en haut, le choc cérébral était très marqué en bas, au point d'application, tandis qu'il était nul ou à peine marqué à la partie supérieure, comme si le cerveau obéissait aux lois de la pesanteur.

Tels sont les faits que nous avons surtout voulu mettre en lumière. Notre théorie, basée sur la méthode expérimentale, explique un plus grand nombre de faits cliniques que celle qui a été adoptée jusqu'ici. Aussi la croyons-nous meilleure. Peut-être existe-t-il encore quelques points de détail à élucider, quelques nouvelles expériences à faire. On pourrait voir, par exemple, quelle est, dans un choc d'une violence connue, la quantité de liquide céphalo-rachidien qui s'échappe par le trou occipital. De même encore, il serait intéressant de constater s'il existe une différence au point de vue du graphique, dans le traumatisme cérébral par chute ou par choc crânien. Mais nous le répétons, ce sont là des questions de détail que nous reprendrons un jour.

Nos expériences sont entièrement nouvelles. On ne s'est inquiété jusqu'ici d'enregistrer, dans le choc cérébral, que les pressions vasculaires, le pouls, la respiration. On a surtout étudié graphiquement les phénomènes physiologiques consécutifs à la commotion et à la contusion cérébrale. On ne s'est jamais occupé du choc lui-même.

Si nous sommes arrivé sur ce sujet à des résultats exacts, nous croirons avoir fait œuvre nouvelle et utile.

CONCLUSIONS GÉNÉRALES

En plus des conclusions indiquées à la suite de nos expériences (voyez page 51), nous mettons ici, en parallèle avec l'opinion admise par les classiques, les résultats que nous croyons avoir obtenus.

OPINION GÉNÉRALEMENT ACCEPTÉE	RÉSULTATS DE NOS EXPÉRIENCES
1° La contusion cérébrale directe au niveau de la voûte est due au retour du cône de dépression sur lui-même, faisant le vide et lésant le cerveau à la façon d'une ventouse placée sur la peau.	1° La contusion cérébrale directe au niveau de la voûte est due à la rencontre du cerveau par la paroi crânienne au cône de dépression.
2° La contusion cérébrale indirecte est causée par une action analogue due au cône de soulèvement, dans l'axe de percussion.	2° La contusion cérébrale indirecte est due à la fois au choc du cerveau lancé contre la paroi soulevée pendant un espace de temps extrêmement court, revenant sur elle-même au moment où le cerveau s'est mobilisé et, au retour de cette paroi sur elle-même, lésant le cerveau mobilisé en sens inverse.

3° Les lésions indirectes de la base du cerveau sont dues uniquement au choc du liquide céphalo-rachidien.

3° Les lésions indirectes de la base du cerveau, qui se confondent souvent avec celles des parties latérales, sont dues : 1° au choc du cerveau contre la base, en certains points où la pression se fait surtout sentir (cornes cérébrales) ; 2° à sa lésion contre les arêtes qui séparent les étages ; 3° à l'arrachement par le mouvement de translation ; 4° accessoirement au choc du liquide céphalo-rachidien.

Paris. — Typ. A. DAVY, 52, rue Madame. — Téléphone.

www.ingramcontent.com/pod-product-compliance
Ingram Content Group UK Ltd.
Pitfield, Milton Keynes, MK11 3LW, UK
UKHW031935260826
14628UKWH00004B/1649

9 782019 634322